中医特色疗法操作安全指南丛书

悬起灸
技术操作安全指南

吴焕淦◎主编

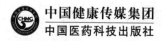

中国健康传媒集团
中国医药科技出版社

内容提要

本书为《中医特色疗法操作安全指南丛书》之一。上篇总论概述悬起灸的起源与发展、主治功用和适应范围，并介绍悬起灸的原料、制作及灸具，讲解悬起灸的分类及操作规范。下篇各论为悬起灸在内、外、妇、儿、骨伤各科的具体应用，介绍各疾病的概念、病因病机、辨证分型，给出各疾病悬起灸安全操作指导，并附有临床病案，帮助读者理解学习。

本书为悬起灸技术的临床应用提供了理论指导和技术规范，深入浅出，易学易懂，适合针灸科等临床各科工作者参阅。

图书在版编目（CIP）数据

悬起灸技术操作安全指南/吴焕淦主编．—北京：中国医药科技出版社，2022.10
（中医特色疗法操作安全指南丛书/陈秀华主编）
ISBN 978-7-5214-3090-5

Ⅰ．①悬⋯　Ⅱ．①吴⋯　Ⅲ．①灸法－指南　Ⅳ．①R245.8-62

中国版本图书馆CIP数据核字(2022)第035220号

美术编辑　陈君杞
版式设计　友全图文

出版　**中国健康传媒集团** | 中国医药科技出版社
地址　北京市海淀区文慧园北路甲22号
邮编　100082
电话　发行：010-62227427　邮购：010-62236938
网址　www.cmstp.com
规格　710×1000mm $\frac{1}{16}$
印张　7 $\frac{1}{2}$
字数　128千字
版次　2022年10月第1版
印次　2022年10月第1次印刷
印刷　三河市万龙印装有限公司
经销　全国各地新华书店
书号　ISBN 978-7-5214-3090-5
定价　**29.00元**

获取新书信息、投稿、为图书纠错，请扫码联系我们。

编委会

主　编　吴焕淦

副主编　周次利　吴璐一

编　委　（按姓氏笔画排序）

　　　　　刘雅楠　李灵杰　吴　玭

　　　　　陆　嫄　林亚莹　季亚婕

灸法是最具传统特色的中医药疗法之一,《医学入门》言:"凡病药之不及,针之不到,必须灸之。"古代医家强调灸疮的形成,认为灸疮与疾病治疗效果紧密相关,故多采用直接灸的方法,即将艾炷直接燃烧于患者肌表,产生强烈的刺激。随着临床经验的积累,后世医家逐渐发现灸疮并非治愈疾病的必要条件,如《太平惠民和剂局方》载:"世人着灸,多无法度,徒忍痛楚,罕能愈疾。"为了避免直接灸给患者带来的痛楚,艾条灸应用逐渐广泛。

明清时期的"太乙针""雷火针"是艾条灸最早的雏形,即将各种中药配伍制成艾卷,点燃一段后紧按在棉布上,使药气温热透入腧穴。这一时期,除了艾条的制作手段有所改进,最明显的特点就是在临床上讲究温和刺激。直至20世纪中叶,朱琏所著的《新针灸学》记载了她两次出差时罹患肠胃炎,使用烟卷灸疗的经历,进而提出将艾卷结合兴奋与抑制的操作方法,并将该法定名为"艾卷灸法"。因此,学术界公认的"艾条悬起灸"的操作方式来源于"烟卷灸"。

悬起灸的操作形式主要分为三种,即温和灸、雀啄灸、回旋灸。温和灸产生温和的热感,对穴位或患处施以定灸,保持较长的灸疗时间,多用于治疗慢性虚损疾病,或是用于养生保健、预防疾病;雀啄灸即将艾条的一端点燃,对准施灸部位如麻雀啄食一样上下摆动,可产生较强的温热效应,对于急症和痛证的治疗有着较好的效果;回旋灸手法旋转往复,施灸面积大,对于经络不通的风寒痹证及浅表皮肤疾病有较大优势。

三种悬起灸技术的出现,弥补了直接灸、实按灸的不足。其一,可以避免出现灸疮、水疱,减少痛楚,消除患者恐惧心理。其二,悬起灸操作简单,易于控制施灸的温度,艾灰可得到及时清理。其三,施灸方便,患者可随时更换体位,防止长时间单一体位造成肢体麻木或是体力不支。几十年来,悬起灸技术的临床适应证已经明显扩大,几乎适用于内、外、妇、儿各科病症。

但多数文献对悬起灸操作的描述过于简单，不利于临床疗效的提高和临床推广。此外，随着灸法疗效的影响因素、作用机制逐渐阐明，只有不断优化艾条悬起灸技术的施灸材料、施灸方法、施灸部位、刺激量，才能更好地发挥其临床疗效。

每一项医学技术的科学发展都需要强大的理论支撑、内涵阐释、操作规范，以及临床疗效的客观反馈。伴随着我国对外科技文化交流与合作的发展，中医针灸在许多国家和地区迅速普及，出台技术操作安全指南对推动针灸在国际上的有序传播，维护我国在国际针灸界的领先地位愈加重要。国家973计划灸法团队在全国建立了一批高水平灸法研究基地，多年来深入探讨艾灸疗法及悬起灸的理论依据、研究成果，总结内在联系，提炼出科学有效的技术方案。在编写《悬起灸技术操作安全指南》过程中开展多次线上线下会议，就指南的各项细节进行深入讨论，保证了指南的严谨性，操作的可重复性，对推动灸法的发展与应用，满足中医医疗技术发展及人民健康需求有重要意义。

吴焕淦

2022年10月

　　悬起灸是针灸学的重要组成部分之一，是针灸临床治疗疾病必须掌握的基本技能。历代针灸学家在长期的医疗实践中，积累了丰富的临床经验和理论知识，使悬起灸的内容不断充实，理论不断完善，为悬起灸的发展奠定了理论和实践基础。

　　本书为总结和推广悬起灸技术操作而编写，书中分上下两篇。上篇总论概述悬起灸的起源与发展、主治功用和适应范围，并介绍悬起灸的原料、制作及灸具，讲解悬起灸的分类及操作规范。下篇各论为悬起灸在内、外、妇、儿、骨伤各科的具体应用，主要病症包括：脑卒中、周围性面神经麻痹、感冒、慢性支气管炎、胃炎、胃下垂、消化性溃疡、肠易激综合征、溃疡性结肠炎、痛风等内科疾病；带状疱疹、神经性皮炎、荨麻疹、急性乳腺炎等外科疾病；月经不调、痛经、胎位不正等妇科疾病；小儿腹泻、小儿遗尿等儿科疾病；颈椎病、肱骨外上髁炎、强直性脊柱炎、腰椎间盘突出症、坐骨神经痛、慢性腰肌劳损、膝骨关节炎、踝关节扭伤等骨伤科疾病。介绍各疾病的概念、病因病机、辨证分型，给出各疾病悬起灸安全操作指导，并附有临床病案，帮助读者理解学习。

　　本书总结了悬起灸技术理论与实践之精髓，深入浅出，实用性强，适合针灸科等临床各科工作者参阅。

吴焕淦

2022 年 10 月

□ 目录

上篇 总论

下篇 各论

上篇 总论

第一章 概 述

一、悬起灸的概念

悬起灸，属于中医针灸学中艾条灸的一种临床操作方式，是将艾条一端点燃，悬于施灸部位之上的一种艾灸方法，可通过燃烧的艾条，刺激体表的穴位或特定部位，达到预防、保健、治疗、康复的目的。悬起灸包括温和灸、回旋灸、雀啄灸。

温和灸，属于艾条悬起灸中的一种临床操作方式，是将艾条一端点燃，对准施灸部位皮肤，在距离皮肤2~3cm处，保持一定的距离施灸的艾灸方法。

回旋灸，属于艾条悬起灸中的一种临床操作方式，是将艾条一端点燃，在距离皮肤2~3cm处，保持一定的距离，均匀地左右或上下移动，或反复旋转地施灸的艾灸方法。

雀啄灸，属于艾条悬起灸中的一种临床操作方式，是将艾条一端点燃，对准施灸部位皮肤，如鸟啄食一样，一上一下施灸的艾灸方法。

二、悬起灸的特点

1.适应证广，疗效显著 从古至今的大量临床观察和文献记载表明：悬起灸既可治疗体表的病症，也可治疗脏腑的病症；既可治疗多种慢性病症，又能救治一些急危重症；主要用于各种虚寒证的治疗，也可治疗某些实热证。其应用范围，涉及临床各科。

2.操作安全，容易掌握 悬起灸是将艾条一端点燃，悬于施灸部位之上的一种艾灸方法，操作简单、安全，易于掌握。

三、悬起灸的研究内容

悬起灸的研究内容包括灸材、灸技、灸量、灸治部位和适宜病种。

1.灸材 灸材指施灸的材料，悬起灸的灸材通常以艾叶加工制成的艾绒为主。艾叶性温热，有通经络、理气血、逐寒湿、暖三焦的功能。还可将多种辛香走窜、祛风散寒类药物放入艾绒中制成药艾条，用于风寒湿痹证和各种疼痛性疾病，可加强艾绒的温通作用。

2.**灸技** 灸技指各种不同的施灸技术。悬起灸的灸技，主要为温和灸、雀啄灸、回旋灸。

3.**灸量** 灸量是运用灸法治疗时达到的刺激程度，不同的灸量产生不同的治疗效果。悬起灸的灸量，一般与艾条的粗细、施灸时间、干预穴位数量、施灸距离（穴区局部温度）相关。艾条粗、施灸时间长、干预穴位数量多、施灸距离短（穴区局部温度高），则灸量大；艾条细、施灸时间短、干预穴位数量少、施灸距离长（穴区局部温度低），则灸量小。

悬起灸头面胸部、四肢末端皮薄而多筋骨处，灸量宜小；悬起灸腰腹部、肩及两股等皮厚而肌肉丰满处，灸量可大。病情如属沉寒痼冷、阳气欲脱者，灸量宜大；若属外感、痈疽痹痛，则应掌握适度，以灸量小为宜。凡体质强壮者，可灸量大；久病、体质虚弱、老年和小儿患者，灸量宜小。

4.**灸治部位** 灸治部位是指灸法施术部位。悬起灸的灸治部位通常以腧穴为主，也可以选取病灶局部作为施灸部位。

5.**适宜病种** 悬起灸既能治疗体表的病证，也可治疗脏腑的病证；既可治疗多种慢性病证，也可治疗一些急危重症；主要用于各种虚寒证的治疗，也可治疗某些热证。其应用范围，涉及临床各科。此外，悬起灸也广泛应用于预防保健领域。

第二章　悬起灸的起源与发展

一、"艾条悬起灸"的雏形

艾条最早的记载可见于唐代孙思邈所著的《备急千金要方》十八卷："以熟艾薄敷布纸上。纸广四寸，后以硫黄末敷布艾上，务令调匀，以获一枚，如纸长，卷之作十枚，先以火烧缠下去获，烟从孔出，口吸烟，咽之取吐，止。明旦复熏……"此段文献记载可被认为是"艾条悬起灸"的雏形。同时期王焘《外台秘要》里也有类似现代悬起灸的记载。明清时期，艾条的运用、研究发展较为成熟。如明初朱权《寿域神方》曰："用纸实卷艾，以纸隔之点穴，于隔纸上用力实按之，待腹内觉热，汗出即瘥。"《古今医统大全》《景岳全书》《外科正宗》也有类似的记载，这个时期主要以艾条实按灸为主，即雷火神针和太乙神针。清代中期，沧州叶圭氏《太乙神针》中出现了悬起熏灸的记载。自此，艾条灸得到发展，不只是实按灸一种操作。

二、温和灸、雀啄灸、回旋灸的起源

温和灸、雀啄灸、回旋灸，是艾条悬起灸的3种操作方式，与早期的烟卷灸有关。王德隽《中医药进修手册》（1954年）记载："近年来所发明的新灸法，即为烟卷灸。"同年，朱琏所著的《新针灸学》，记载了她两次出差时罹患肠胃炎，使用烟卷灸疗的经历，进而提出将艾卷结合兴奋与抑制的操作方法试用于临床，并且定名为艾卷灸法，表明"艾条悬起灸"的操作方式可能来源于"烟卷灸"。

1. 温和灸、雀啄灸的起源　朱琏在《新针灸学》中第一次介绍了艾条悬起灸，同时将其临床操作方式分为温和灸和雀啄灸。

2. 回旋灸的起源　最早的回旋灸雏形可见于1955年承淡安《中国针灸学》书中记载："雀啄灸，本法施术时将艾条燃着的一端，对准皮肤腧穴处一上一下如麻雀啄食似的施灸，用时须注意不要烫伤患者皮肤，可均匀地向左右方向移动或反复旋转施灸。"可见此时的反复旋转施灸，是在雀啄灸的基础上进行的补充和调节。

1957 年田占元在《实用针灸学》中描述艾条悬起灸时，出现了熨热灸，采用回旋往复的艾条悬起灸方法。1959年，中华人民共和国原卫生部《庆祝建国十周年医学科学成就论文集》、中华人民共和国原卫生部中华医学会《全国急性传染病学术会议资料选编》出现了"回旋灸"这一名词。

三、温和灸、雀啄灸、回旋灸的发展

温和灸、雀啄灸、回旋灸，这3种悬起灸的临床操作方法，因其适应证广，疗效显著，且操作安全，易于掌握，在临床运用广泛，几乎适应于内、外、妇、儿各科病症，不同艾条悬起灸法操作的适应证界限趋向模糊化。近年来，温和灸、雀啄灸、回旋灸的临床运用越来越广泛，相关科学研究不断深入。以中国知网数据库为例，分别以温和灸、雀啄灸、回旋灸为主题词检索，对比2010—2019年与2000—2009年这两个10年，温和灸的文献数量增加147.69%，雀啄灸的文献数量增加183.88%，回旋灸的文献数量增加6.67%；温和灸的临床运用与相关科学研究最为广泛，2000—2019年，温和灸的文献数量是雀啄灸、回旋灸文献总数的7倍。

第三章 悬起灸的主治作用和适应范围

第一节 悬起灸的主治作用

一、疏风散寒解表

《素问·异法方宜论》曰："脏寒生满病，其治宜灸焫。"《素问·骨空论》曰："灸寒热之法，先灸大椎"；"大风汗出，灸谚谇"。悬起灸适用于治疗风寒表证，或寒邪为患所致诸证，或偏于阳虚者。

二、温经行血逐瘀

《灵枢·禁服》曰："陷下者，脉血结于中，中有着血，血寒，故宜灸之。"意指寒凝血瘀，而灸之则温痛经脉，活血祛瘀。说明悬起灸可治疗风寒湿所致的痹证，瘀血之症。

三、温阳升阳举陷

《素问·生气通天论》曰："阳气者，若天与日，失其所则折寿而不彰。"可见阳气在于人体至关重要。阳气衰则阴气盛，阴盛则为寒、为厥。当此之时，就可用悬起灸来温补阳气。悬起灸亦有升阳举陷之功用，阳气下陷所致遗尿、脱肛、阴挺等都可以选用。

四、拔毒泄热散结

《圣济总录》曰："凡痈疽发背初生……须当上灸之一二百壮，如绿豆许大。凡灸后却似焮痛，经一宿乃定，即火气下彻。肿内热气被火夺之，随火而出也。"《灵枢·刺节真邪》曰："脉中之血，凝而留止，弗之火调，弗能取之。"悬起灸可用于痈肿初起未化脓者，具有拔毒泄热，行血散结之功效。

五、保健延年益寿

《扁鹊心书·须识扶阳》曰："人于无病时，常灸关元、气海、命门、中脘，虽未得长生，亦可保百年寿矣。"由此可知，灸疗用于防病保健有着悠久的历史，可以激发人体正气，增强抗病能力。因此，俗语"若要安，三里常不干"是有其临床实践依据的。

第二节　悬起灸的适应证和禁忌证

悬起灸适应证十分广泛，临床各科都可对证选择应用。根据悬起灸的特点，其适应证以虚证、寒证和阴证为主，适用于慢性久病，以及阳气不足之证。如治疗寒凝血滞，经络闭阻引起的风寒湿痹、痛经、经闭、寒疝、腹痛等症；外感风寒表证及中焦虚寒呕吐、泄泻等；脾肾阳虚之久泄、久痢、遗尿、遗精、阳痿、早泄；中气不足，气虚下陷之内脏脱垂、阴挺、脱肛、崩漏日久不愈等；外科疾患，如疮疡初起，疔肿未化脓者，瘰疬及疮疡溃久不愈等。此外，对于灸法治疗热证，有大量文献记载，如《圣济总录》曰："肿内热气被火夺之，随火而出也。"《医学入门》亦云："热者，灸之，引郁热之气外发，火就燥之意也。"相火论始祖朱丹溪认为灸法可用于阴虚证，取其阳生阴长，从治之意。现代医家周楣声认为"热证贵灸"，大力提倡灸法治疗多种热证。

目前认为悬起灸应用广泛，虽可益阳亦能伤阴，临床上凡属阴虚阳亢、邪实内闭及热毒炽盛等病证，应依据患者具体情况酌情选用或慎用悬起灸。

第四章 悬起灸的原料、制作及灸具

一、原材料——艾

经过长期的实践，悬起灸用的材料古今均以艾为主。艾，别名艾蒿、艾草，古时又称冰台、医草、灸草、黄草，为菊科植物，系多年生草本，揉之有香气。艾在春季抽茎生长，茎高60~120cm，叶形为叶一至二回羽状分裂，叶片尖端有不规则的粗锯齿，表面灰绿色，背面被白色丝状毛，秋季开花，头状花序小而多，排成狭长的圆桶状花冠。我国各地普遍野生，以湖北蕲州产者为佳，叶厚而绒多，称为蕲艾。另外，朝鲜、日本、蒙古亦有分布。艾叶作为灸用材料，每年宜于采集在开花前阶段，正值枝叶茂盛时期。由于艾绒性温、味苦平，入脾、肝、肾经，气味芳香，易燃，燃烧时火力温和，可直透肌肤，具有芳香之气，能理气血、逐寒湿、通经络。据《本草纲目》记载："艾叶……纯阳也，可以取太阳真火，可以回垂绝元阳……灸之则透诸经而治百种病邪，起沉疴之人为康泰，其功亦大矣。"所以艾一直被人们认为是比较理想的施灸材料。

二、艾条的制作

艾条是悬起灸操作时最常使用的材料。艾条又称艾卷，指用艾绒卷成的圆柱形长条。根据内含药物有无，又分为纯艾条（清艾条）和药艾条两种，一般长20cm，直径2cm。

（一）清艾条

取艾绒25g，平铺在26cm长、20cm宽，质地柔软疏松而又坚韧的桑皮纸上，将其卷成直径约2cm的圆柱形，松紧适度，用胶水或浆糊封口而成。

（二）药艾条

在艾绒中掺入其他药物粉末则称"有药艾条"。主要包括普通药艾条、太乙神针、雷火神针和百发神针等。

1.普通药艾条 制法同清艾条。药条处方：肉桂、干姜、丁香、木香、独活、细辛、白芷、雄黄、苍术、没药、乳香、川椒各等份，研为细末，每支药条在艾绒中掺药6g。

2.雷火神针 又名雷火针、雷火灸，首见于《本草纲目》，附载于"神针火"条之末。缘何称之为"针"，盖因其操作方式与针相仿（隔数层纸或布）实按于腧穴之上的缘故。雷火神针制作方法与太乙神针基本相同，为太乙神针的前身，其所用的药物略有不同。根据《针灸大成》卷九记载，雷火针法原载："艾绒二两，沉香、没香、乳香、茵陈、羌活、生姜、穿山甲各三钱，研为细末，加入麝香少许。上药研为细末，和匀。以桑皮纸一张，宽约一尺见方，摊平，先称艾绒八钱，匀铺纸上，次称药末二钱，均匀掺在艾绒上面，然后，卷紧如爆竹状，再用木板搓捻卷紧，外用鸡蛋清涂抹，再糊上桑皮纸一层，两头留空纸一寸许，捻紧即成。阴干保藏，勿使泄气。"

3.太乙神针 又称太乙针、太乙灸，是在雷火神针的基础上进一步改变药物处方发展而来的，明代《本草纲目》中就有记载，而韩贻丰所著《太乙神针心法》是第一部有关太乙神针的专著。其制法用艾绒三两、硫黄二钱、麝香、乳香、没药、松香、桂枝、杜仲、枳壳、皂角、细辛、川芎、独活、穿山甲、雄黄、白芷、全蝎各一钱。上药除艾绒外，各研为细末，和匀，以桑皮纸1张，面积约30cm×30cm，摊平，先取艾绒均匀铺在纸上，次取药末6g，均匀掺在艾绒里，然后卷紧如爆竹状，外用鸡蛋清涂抹，再糊上桑皮纸一层，两头留空3cm许。捻紧即成。阴干、保藏，勿使泄气，须制备两支，以便交替使用。

4.百发神针 在《串雅外编》卷二曾有记载。其药物处方：乳香、没药、生川附子、血竭、川乌、草乌、檀香末、降香末、大贝母、麝香各9g，母丁香49粒，净蕲艾30g或60g。其艾条制法及操作方法与"太乙神针"相同。临床适用于治疗偏正头风、漏肩风、鹤膝风、半身不遂、痞块、腰痛、小肠疝气及痈疽等。

三、悬起灸常用灸具

回旋灸和雀啄灸以手持艾条灸治为主。温和灸可配合使用多种灸具，目前常用的灸具有灸盒、灸筒和灸架温灸管等。

（一）灸盒

一种特制的木制盒形灸具。以规格不同的木板（厚约0.5cm）制成长方形木盒，分为大、中、小3种规格（大号：长20cm，宽14cm，高8cm；中号：长15cm，宽10cm，高8cm；小号：长11cm，宽9cm，高8cm）。灸盒下面无底，上面有一可随时取下的与灸盒外径大小相同的盒盖，灸盒内中下部距底边4～6cm安装铁窗纱一块。施灸时把灸盒安放于施灸部位，将点燃的艾绒或艾条置于铁纱上，盖上盒盖即可。

（二）灸筒

由内筒和外筒两部分相套而成，均用2～5cm厚的铁片或铜片制成。内筒和外筒的底、壁均有孔，外筒上用一活动顶盖扣住，内筒安置一定的架位，使内筒与外筒的间距固定。外筒上安置有一手柄便于把持。点燃放入内筒的艾绒，将内筒放回外筒，盖上顶盖，即可使用。

（三）灸架

一种特制的圆桶形塑料制灸具，四面镂空，顶部中间有一置放和固定艾条的圆孔，灸架内中下部距底边3～4cm安装铁窗纱一块。灸架两边有一底祥，另有一根橡皮带和一灭火管。

（四）温灸管

目前应用的温灸管有两种，一种是一节形管状灸器，管口直径0.4～0.6cm，长5～6cm，管的一端呈半个鸭嘴形，另一端用胶布封闭，以备插入耳道内施灸。另一种是两节形管状灸器，放艾绒段口径较粗，直径0.8～1cm，一端呈半个鸭嘴形，长4cm；插入耳道内一段口径细，直径0.5～0.8cm，长3cm，该段插入放艾绒段口内，连成灸器，故称二节形灸器。

第五章　悬起灸的分类及操作规范

悬起灸，顾名思义悬起而灸，艾条与施灸部位相隔一定距离，与直接灸（或称着肤灸）相对。悬起灸的操作形式主要有温和灸、回旋灸、雀啄灸3种。

一、分类及操作

（一）温和灸

将艾条的一端点燃，对准施灸部位，距皮肤2~3cm进行熏灸，使患者局部有温热感而无灼痛感，一般每处灸5~10分钟，至皮肤稍起红晕为度。对于昏迷或局部知觉减退的患者或小儿等，医生可将手指置于施灸部位两侧，这样医生可以通过手指的感觉来测知患者局部受热的程度，以随时调节施灸距离，掌握施灸时间，防止灼伤。

（二）回旋灸

将艾条点燃的一端与施灸部位的皮肤保持2~3cm的距离，均匀地左右方向移动或往复回旋熏灸。以患者局部有温热感能耐受为度。单次回旋灸的施灸时间一般控制在10~20分钟以内。

（三）雀啄灸

将艾条的一端点燃，对准施灸部位一上一下地摆动，如麻雀啄食一样，一般每处灸约5分钟。一上一下施灸频率为30~60次/分钟，施灸的近侧距离为1~2cm，远侧距离为4~5cm。单次雀啄灸的施灸时间一般控制在5分钟以内。

二、灸后处理及注意事项

（一）灸后处理

施灸后，施灸局部皮肤多有红晕灼热感，一般无须特殊处理，保持施灸部位洁净，避免表皮溃疡引发感染，灸感多在灸后2小时内自行消失。

若施灸过程中对表皮基底层以上的皮肤组织造成灼伤可发生水肿或水疱。如水疱直径在1cm左右，一般不需任何处理，待其自行吸收即可；如水疱较大，可用消毒针剪刺破或剪开外皮放出水疱内容物，并剪去外皮，暴露被破坏的基底层，涂搽消炎膏药以防止感染；若情况严重，请专科医生协助处理。若伤及皮肤基底层，局部消炎抗感染处理；若伤及部位较深或情况严重，请外科医生或烧伤科医生协助处理。

（二）注意事项

1.皮肤敏感者、皮肤感觉减退者、糖尿病患者慎用。

2.注意受术者对温热刺激的接受程度，以防烫伤的发生。

3.注意晕灸的发生。若发生晕灸后应立即停止施灸，使受术者头低位平卧，注意保暖，轻者一般休息片刻，或饮温开水后即可恢复；重者可掐按人中、内关、足三里即可恢复；严重时按晕厥处理。

4.受术者在精神紧张、大汗后、劳累后或饥饿时不适宜应用本疗法。

下篇 各论

第六章　内　科

第一节　脑卒中

一、概念

脑卒中是一种急性脑血管疾病，是由于脑部血管突然破裂或因血管阻塞导致血液不能流入大脑而引起脑组织损伤的一组疾病，包括缺血性和出血性卒中。脑卒中又称"中风""脑血管意外"。临床症状主要包括猝然昏仆，不省人事，半身不遂，口眼㖞斜，言语不利等。本病常发生在冬春两季。

二、病因病机

本病的发生是多种因素所导致的复杂的病理过程，本病证属本虚标实，脑腑为其病位。本虚为心、肝、脾、肾等脏腑功能失调；标实为风、火、痰、瘀。肝肾阴虚，水不涵木，肝风妄动；五志过极，肝阳上亢，引动心火，风火相煽，气血上冲；饮食不节，恣食厚味，痰浊内生；气机失调，气血运行不畅或气虚推动无力，日久血瘀。风、火、痰、瘀相互影响或兼见同病，严重时风阳痰火与气血郁阻于脑窍，横窜经络，出现昏仆、失语、口眼㖞斜等。

三、辨证分型

1.中经络　半身不遂，舌强语謇，口眼㖞斜。

兼见面红耳赤，眩晕头痛，心烦易怒，舌红，苔黄，脉弦有力，为肝阳暴亢；肢体麻木或手足拘急，头晕目眩，苔白腻或黄腻，脉滑弦，为风痰阻络；口黏痰多，腹胀便秘，舌红，苔黄腻或灰黑，脉弦滑大，为痰热腑实；肢体软弱，手足肿胀，面色淡白，舌暗，苔白腻，脉细涩，为气虚血瘀。

2.中脏腑　神志恍惚，迷蒙，或昏睡，或昏迷，半身不遂。

兼见神昏，牙关紧闭，肢体强痉，为闭证；面色苍白，瞳孔放大，二便失禁，气息短促，脉散或微，为脱证。

四、安全操作

1.取穴

（1）主穴：内关、水沟、关元、百会、天窗（健）、风市（患）。

（2）配穴：①上肢不遂：肩髃、手三里、曲池、合谷；②下肢不遂：环跳、阳陵泉、足三里、丰隆、悬钟；③失语：廉泉、通里。

2.辨证加减 肝阳暴亢证加太冲、太溪；气虚血瘀证加气海、血海、足三里；肝肾亏虚证加灸肝俞、肾俞、太溪；脱证加灸关元、气海、神阙；闭证，涌泉着肤灸。

3.操作方法 艾条温和灸为主。以皮肤潮红为度。水沟用雀啄灸法，以眼球湿润为佳。关元、气海用大艾炷灸法。神阙用隔盐灸法。每日1次或隔日1次，连续4周为1个疗程。

五、病案

张某，男，66岁。患者以"右侧上下肢瘫痪、语言不利3天"于1984年11月10日入院。1984年11月7日晨起，患者突然头晕、头痛，右侧上下肢体麻木、活动不灵、沉重无力，至中午时病情进一步加重，右侧肢体瘫痪，不能行走头痛加重，无恶心呕吐，言语不清，饮水呛咳。下午于某医院就诊，诊为"脑血栓形成"，留院观察1天，对症治疗。11月10日即来我院住院治疗。入院检查：神志清醒，语言謇涩。右侧肢体瘫痪，上、下肢肌力Ⅲ级，不能行走。右侧巴宾斯基征阳性，深、浅反射存在，右侧浅感觉减弱。舌质暗红有瘀斑，苔黄干，脉弦。血压140/90mmHg。中医诊断：类中风（中经络），西医诊断：脑血栓。入院后主要给予艾条灸天窗（健侧）、百会穴，每穴15分钟，每日2次。治疗20天后症状明显改善，右侧肢体肌力恢复至Ⅳ级，右手指能自由屈伸，并能独自行走。自述灸后全身感觉轻松、舒适，并发现头部秃顶处有黑发长出。灸治前后曾做脑血流图检查，结果示灸后30分钟脑血流状态有明显改善。入院时查胆固醇7.02mmol/L，治疗1个月后为6.19mmol/L。灸前测血压为134/90mmHg，灸后即刻血压为133/82mmHg。共治疗62天，基本痊愈出院。

第二节　周围性面神经麻痹

一、概念

周围性面神经麻痹，最常见于贝尔麻痹，风或寒冷刺激导致面神经血管痉挛，及其局部组织缺血、水肿，使面神经受压，神经营养缺乏，甚至出现病侧面肌瘫痪的系列症状者，如表情肌失用、口角㖞斜、眼裂扩大、鼻唇沟平坦、鼓腮漏气等。

周围性面神经麻痹可以归属于中医学"面瘫"范畴。本病可以发生在任何年龄，无明显的季节性，多发病急速，多见一侧面部发病。

二、病因病机

面瘫为病，多因劳作过度，正气不足，脉络空虚，风寒或者风热乘虚侵袭面部经络，气滞血瘀，经筋失调，筋肉失约，出现筋脉弛缓痿躄。手足阳经在头面部均有分布，当病邪阻滞面部经络，尤其是手太阳和足阳明经筋功能失调，可导致面瘫的发生。

总之，正气不足，风邪侵袭是发病主因；风邪客络，致气血痹阻，筋脉失调是病变基本病机。本病发病初期，常夹杂寒邪或热邪为患；若病程迁延，则又瘀成痰生，痰瘀互结，或久耗阴血，虚风内动，而内外相缠，致病机复杂，病情顽固。

三、辨证分型

面瘫表现为患侧不能蹙额、皱眉，闭目不全，眼裂扩大，迎风流泪，微笑、露齿时口角歪向健侧，鼓腮、吹哨时漏气，进食时食物常滞留于齿颊间。

据中医病因病机及临床表现，可以将面瘫分为风寒阻络、风热袭络、痰瘀互结、阴虚风动等4型。

1.风寒阻络　有面部受风或受凉史，起病较急。除具上述常见症状，还可见面部发紧、耳后压痛、倦怠嗜卧。舌淡苔白，脉浮紧。

2.风热袭络 发病前常有发热、耳痛，除具上述常见症状，还可见味觉减退、听觉过敏、口干、耳郭或耳后乳突区疱疹。舌苔黄，脉弦紧。

3.痰瘀互结 病程迁延、恢复不全者。眼睑闭合、齿颊留食，口角歪向健侧、鼻唇沟平坦，常有耳鸣、眩晕、流涎不禁等。舌苔腻，脉弦或涩。

4.阴虚风动 病程长久、病情反复、久治不愈、年龄偏大者。表现为病侧面颊筋痿、筋惕肉瞤、筋挛脉缩，口角反歪向健侧。舌体痿小、色红苔少，脉濡数。

四、安全操作

悬起灸具有散寒祛风，温经通络之功，可以治疗风寒郁阻的面瘫。若面瘫日久，阴血耗伤，虚风内动，筋脉枯急，则应以补阴、荣筋、息风为要务，温热之艾灸实当慎用。

发病早期以解表祛风通络为法，病程迁延则还须逐痰化瘀、益气养血。选穴以局部穴位为主，辅以远端穴位；取足阳明经为主，配以足少阳、手阳明、手少阳经等经穴；选穴同时还要考虑穴位施灸的可操作性和穴位交替使用。

1.取穴

（1）局部用穴：翳风、风池、地仓、颊车、下关、阳白、牵正、四白、迎香等。

（2）远端用穴：外关、合谷、太冲、养老等。

2.辨证加减 风寒阻络型加风门；痰瘀互结型加丰隆、血海、膈俞等；阴虚风动型加足三里、气海、关元等。

3.操作方法 每次选3～5个穴位（交替选穴，局部每个穴位都应施灸），每穴每次施灸10～30分钟。以艾条在穴位上做温和灸或回旋灸，使局部皮肤潮红为度。每日1～2次（发病初期施灸时间可长，日灸次数可多）。7～10次为1个疗程，休息1～2日，再继第2疗程。

五、病案

王某，女，36岁，工人，于2004年8月9日就诊。主诉：口角右㖞1天。患者诉1天前，因受空调冷气直吹面颊后，逐渐出现口角右㖞，左眼闭合障碍。症见：口角右㖞，左鼻唇沟变浅，左眼闭合时眼裂增宽，左眉抬举障碍，左侧额纹消失，鼓腮漏气，左耳后疼痛、压痛，舌淡红，苔白，脉弦滑有力。诊断为面瘫（左侧）。在患者的风府、风池和翳风处找到"热敏点"，施灸时，患者感风府、风池处热力徐徐透入1寸许，持续20分钟后渐渐消失；灸翳风处，患者感热流渐次扩散至整个左侧面颊，持续30分钟左右后消失，遂停止灸疗。如此连续治疗5天后，患者灸感感传现象已不明显，但患者露齿时口角基本对称，左眼闭合力度稍差，左侧面颊表情肌活动基本正常，双侧额纹已对称，鼓腮已不漏气。再以艾灸翳风穴巩固治疗2天痊愈。

第三节 感 冒

一、概念

感冒是感受触冒风邪，邪犯卫表而导致的外感疾病。临床表现以鼻塞、咳嗽、头痛、恶寒发热、全身不适等为特征。西医学认为感冒是由于病毒或细菌入侵人体的鼻腔、咽喉、气管等部位而引起的，以鼻部卡他症状为主要表现的急性上呼吸道感染。感冒潜伏期一般为 1～3 日，起病较急，典型症状是咳嗽和鼻分泌物增多。病程一般 3～7 日。

二、病因病机

感冒是由于六淫、时行病毒侵袭人体而致病。风为六淫之首，外感致病，多以风为先导。素有体虚，当气候剧变时，人体卫外能力不能适应，邪气乘虚侵入皮毛、口鼻，引起一系列症状。

由于四时六气、体质不同，临床常见风寒、风热、暑湿三证。风寒者，致寒邪束表，肺气不宣，阳气郁阻，毛窍闭塞；偏热者，热邪灼肺，腠理疏泄，肺失清肃；随季节不同，可夹杂时气或非时之气，如夹暑、夹湿等，头痛如裹，胸闷纳呆，汗出不解，心烦口渴。

三、辨证分型

1.风寒 鼻塞声重，喷嚏，流清涕，恶寒，不发热或发热不甚，无汗，周身酸痛，咳嗽痰白质稀。舌苔薄白，脉浮紧。

2.风热 鼻塞喷嚏，流稠涕，发热或高热，微恶风，汗出口干，咽痛，咳嗽痰稠。舌苔薄黄，脉浮数。

3.暑湿 咳声重浊不扬，咯吐白色黏痰，身热不扬，汗出不畅，肢体酸重，头昏重而胀，胸脘痞闷，纳呆，腹胀，大便溏泻，尿少、色黄。舌苔白腻或淡黄腻，脉濡。

四、安全操作

治疗原则以疏风解表、散寒宣肺、清热除湿为主。选穴以手太阴肺经、手阳明大肠经及督脉为主穴，必要时可随症配穴治疗。

1.取穴 风门、肺俞、合谷、足三里、大椎。

2.辨证加减 风寒证加灸风池；暑湿证加灸风池、头维、中脘、阴陵泉；风热证一般不灸。

3.操作方法 每穴用艾条灸10~15分钟，每日1次，连续7日，或3日一灸，连灸7次。

五、病案

某女，43岁，1994年6月5日初诊，患者头痛，鼻塞流涕，咽喉微痛，恶寒重而发热轻，无汗，四肢酸痛，舌苔薄白，脉浮紧。诊为风寒感冒。当晚用艾条灸大椎穴20分钟，灸后自觉症状减轻，次日晨起全部症状消失。

第四节 慢性支气管炎

一、概念

慢性支气管炎是由于感染或非感染因素引起气管、支气管黏膜及其周围组织的慢性非特异性炎症。有呼吸困难，甚至张口抬肩，鼻翼扇动，不能平卧等临床症状。慢性支气管炎属中医学"喘证"范畴。

二、病因病机

中医学认为"喘证"主要由于外感和内伤。外感为六淫外邪侵袭肺系；内伤为饮食不当、情志失调等，导致肺气上逆，宣降失司；或久病，肾气亏虚，肾不纳气而成。

外邪犯肺多见于外感风寒或风热之邪，未能及时表散，邪蕴于肺，壅阻肺气，气不布津，聚液生痰，肺气不得宣降，上逆而为咳、喘。外邪犯肺，痰浊内蕴所致，久病则会导致正气虚衰。久病肺虚，咳伤肺气，肺气虚衰，气失所主，而发生喘促。病程迁延不愈，又可由肺及脾、伤肾，或劳欲伤肾，精气内夺。脾虚生痰，痰浊阻肺，肺气不利而为咳、喘。肾元损伤，不能助肺纳气，气失摄纳，逆气上奔为喘咳。肾阳亏衰，肾不主水，水邪泛溢，干肺凌心，肺气上逆，心阳不振，亦可致喘，表现为虚中夹实的证候。

喘证的发病主要与肺肾相关，涉及肝脾。喘证的病理性质有虚实之分。实喘在肺，为外邪、痰浊、肝郁气逆，邪壅肺气，宣降不利；虚喘在肺肾，阳气不足，阴液亏耗而致肺肾出纳失常，以气虚为主。久病伤正，由肺及肾；虚喘复感外邪，或夹痰浊，致虚实错杂，常表现为邪气壅阻于肺，肾气亏虚余下的上盛下虚证候。

三、辨证分型

1. **寒饮伏肺** 咳逆喘满不得平卧，气短气急，咳痰稀白，呈泡沫状，胸部膨满，口干不欲饮，周身酸楚，恶寒，面色青。舌胖大质暗淡，苔白滑，脉浮紧。

2. 痰瘀阻肺 咳喘痰多，色白或呈泡沫状，喉间痰鸣，喘息不得平卧，胸部膨满，憋闷如塞，面色灰白，唇甲紫绀。舌质暗，或暗紫，舌下瘀筋增粗，苔腻或浊腻，脉弦滑或涩。

3. 肺肾气虚 呼吸短浅难续，咳声低怯，胸满气短，甚则张口抬肩，倚息不能平卧，咳喘，痰白如沫，咳吐不利，形寒，自汗出，腰酸膝软，面色淡白。舌淡或紫暗，苔白润，脉沉细无力或结代。

4. 阳虚水泛 面浮，下肢肿，甚则一身悉肿，腹部胀满有水，尿少，心悸，喘咳不能平卧，咯痰清稀，怕冷，面唇青紫。舌胖质暗，苔白滑，脉沉虚数或结代。

四、安全操作

实证宜祛风寒、化痰湿；虚证宜健脾、益肺、补肾。选用以手太阴肺经、手阳明大肠经、足太阴脾经、手厥阴心包经、足少阴肾经、任脉及背俞穴为主。

1. 取穴

（1）主穴：肺俞、天突、膏肓、肾俞。

（2）配穴：痰盛加丰隆、脾俞；发热加大椎；咳嗽加风门；喘甚加定喘。

2. 辨证加减 寒饮伏肺型加灸风门、肺俞、中府；痰瘀阻肺加灸膈俞、丰隆、膻中；肺肾气虚加灸肺俞、肾俞、太溪；阳虚水泛加灸心俞、肺俞、膻中、中极。

3. 操作方法 每穴用艾条灸5~15分钟，每日1次，连续7日，或3日一灸，连灸7次。

五、病案

徐某，男，7岁。1968年10月初诊。家长代述：患儿4岁时曾患感冒，咳嗽数月，继发喘息，经治而愈。但体质较差，消瘦，平时容易感冒，每次发病则咳喘7~8日才能缓解，逐年发作频繁。今年咳喘加重，呼吸困难，气憋欲断，不能平卧，咳吐白色黏稠泡沫样痰液，偶尔夹有血丝。本次因外感咳喘已发作5日，咳则气憋，汗大出，痰出气续，手足厥冷，咽干颧红，不思饮食，睡眠不安，大便稍干，尿清。胸透未见异常，服中西药未效。舌质淡、尖红，苔少色白，脉细数。

西医诊断：慢性支气管炎。

中医诊断：喘证。

辨证：气阴两虚，肺失肃降。

治法：补气益阴，肃肺化痰。

处方：养阴清肺方与止嗽平喘方加减。

取穴：鱼际、太溪、天突、俞府、乳根、中府、膻中、灵台（灸）、肺俞、风门。

手法：补法，隔日1次。

针治2次后，咳喘好转；4次后痰液减少，气促平稳，睡眠尚安。改针天突、中脘、俞府、鱼际、足三里2次，咳喘缓解，继针1次以现固疗效，停诊观察。嘱其父母每晚睡前用艾条灸风门、肺俞各5分钟。1个月后追访，未再复发。

第五节　胃　炎

一、概念

胃炎是在胃内各种刺激因素作用下胃黏膜的炎症反应。临床上胃炎主要分为急性胃炎和慢性胃炎。

急性胃炎是由应激、药物、创伤等各种病因引起的胃黏膜急性炎症，病程较短，一般可以在短期内痊愈。但也有慢性胃炎而急性发作的患者，临床病程持续时间较长。急性胃炎多有上腹部剧烈疼痛、胀满、嗳气、恶心、呕吐（呕吐物多为胃液、食物残渣等）和食欲不振。严重的患者因呕吐腹泻剧烈或胃黏膜糜烂出血，可出现呕血、黑便、脱水、电解质紊乱、酸中毒和休克等。

慢性胃炎是多种病因引起的胃黏膜的慢性炎症病变，临床上较常见，分类方法较多，根据其病理检查可分为萎缩性和非萎缩性两大类，患病率一般随着年龄的增长而增加，幽门螺杆菌感染是最常见的病因。慢性胃炎多以慢性胃痛，或上腹部疼痛为特点，或表现为中上腹部不适、饱闷感、烧灼痛等非特异性症状，也可表现出食欲不振、餐后饱胀、嗳气、泛酸、恶心等消化不良症状，严重者可见消瘦、贫血等。部分患者后期可发展为萎缩性胃炎。慢性萎缩性胃炎是最常见的胃癌前疾病，若伴有肠上皮化生和异型增生，则属于胃癌前病变，应当引起重视。胃镜和组织活检是诊断慢性胃炎并排除其他上腹部慢性疾病的重要手段。

二、病因病机

胃炎属中医学"胃痛""胃脘痛""呕吐"等范畴。急性胃炎多因外邪犯胃，感受寒、热、湿、暑之邪，导致胃脘气机阻滞，胃络瘀阻不通而致胃痛；或因五味过极，恣食生冷辛辣，过饮浓茶烈酒，损伤胃络所致；或因误食有毒之食物，直接损伤胃腑；此外，因情志不畅，暴怒伤肝，肝失疏调，横逆犯胃，气机升降失调，每易引起急性胃痛发作。

慢性胃炎发病多与饮食不节、外邪内聚、劳倦太过、情志不畅等有关。

长期饮食不节，过饥过饱，损伤脾胃，致胃失和降，不通则痛；平素易忧思恼怒，日久肝失疏泄，横逆犯胃，脾失健运，胃气阻滞而致胃痛；劳倦太过、先天素体脾虚，均可导致脾胃虚弱，运化失司，气机不畅，或中阳虚寒而发生疼痛。饮食与情志所伤，往往相互影响，在病理变化上也能相互转化，如恣食生冷、辛辣、肥腻之物，再加情志所伤，肝气不舒、脾胃不和，则常致寒、热、湿、食等邪气留滞中焦，日久因虚致瘀，因实致瘀，寒、热、湿、食、瘀等邪气郁滞日久，化毒化火，亦有毒邪来自于饮食直中于胃者，导致胃痛，或灼伤胃络而出血，则变证丛生；肝郁气滞，郁而化火，火热移胃，而致肝胃积热；火郁热蕴，耗伤胃阴，胃阴不足，失其润降；初病在气，久痛入络，脉络受损，气血失和而致瘀血作痛；病久不愈，脾胃虚弱，中气不足，或脾胃素虚，又过食生冷，再伤脾阳，胃失和降，转为虚寒之证。

三、辨证分型

1. **寒邪侵胃** 胃痛急作，恶寒喜暖，得温痛减，遇寒加重，口淡不渴。舌淡，苔薄白，脉弦紧。

2. **饮食伤胃** 胃脘胀满疼痛，嗳气，吞酸，或呕吐不消化食物，吐后痛减，食欲减少，大便不畅。舌苔厚腻，脉滑。

3. **脾胃湿热** 胃脘疼痛明显，胀闷灼热，嗳气，嘈杂，口中黏腻，或口苦口干，胸闷痞塞，纳差，食后胀痛加重，有时口舌糜烂，大便不畅，小便色黄。舌质红，苔黄厚腻或黄白腻，脉滑数。

4. **肝胃不和** 胃脘胀闷疼痛，痛连两胁，胸闷嗳气，喜叹息，有时泛酸或苦水，心烦易怒，遇烦恼或性情激动时痛甚，每于生气后发病，多梦，大便不畅，或便溏或便秘。舌质淡红，苔薄黄或薄白，脉弦。

5. **瘀血阻络** 胃脘痛如针刺或刀割，痛处固定，拒按，痛时持久，食后加剧，或见呕血、黑便，齿龈色暗或黑，咽充血。舌质紫暗或有瘀斑，苔薄，脉沉或沉细涩。

6. **脾胃虚弱** 胃脘隐隐作痛，绵绵不休，喜暖喜按，得食则减，劳累或受凉后疼痛加重，时吐清水，纳差，神疲乏力，四肢倦怠，手足欠温，大便溏薄。舌淡，苔薄白，脉细弱。

7. **胃阴不足** 胃脘隐隐灼痛，口渴思饮，饥不欲食，口干咽燥，胃中嘈杂灼热，五心烦热，大便干结，食少，乏力，消瘦。舌红，苔少或薄黄，脉弦细或细数。

四、安全操作

胃炎治疗以和胃止痛为主。寒邪侵胃以散寒止痛为主；饮食伤胃以消食和胃止痛为主；脾胃湿热以清热利湿为主；肝胃不和以疏肝理气为主；瘀血阻络以化瘀通络为主；脾胃虚弱以温中健脾为主；胃阴不足以益胃养阴为主。选用足阳明胃经、足太阴脾经、足厥阴肝经、任脉及背俞穴为主。

1.取穴 足三里、中脘、胃俞、脾俞。

2.辨证加减 饮食伤胃配天枢、梁门；肝胃不和配太冲、期门、阳陵泉；瘀血阻络配阿是穴、血海、公孙；脾胃虚弱配天枢、内关、梁门；胃阴不足配太溪、三阴交、照海；脾胃湿热一般不灸。

3.操作方法 艾条温和灸上述腧穴，将艾条一端点燃，对准施灸部位皮肤，在距离皮肤2~4cm处，以患者的耐受度为度，使施灸局部有温热感而无灼痛感。每穴10~15分钟，每日1次，10次为1个疗程。

五、病案

刘某，男，36岁，已婚，工人，2013年7月9日初诊。主诉：上腹部不适5年余。患者平素饮食无规律，自2008年无明显诱因下出现上腹部胀满，嗳气不舒，隐隐作痛，行胃镜检查被诊断为慢性萎缩性胃炎，经多次服用中西药物疗效不显，且伴有恶心呕吐，嗳气泛酸，脘腹胀满。刻下症见上腹部胀满，嗳气不舒，隐隐作痛，喜暖喜按，时吐清水，患者面色淡白，发病以来体重无明显减轻，神疲乏力，食少纳差，食后腹胀，腹部隐痛喜按，睡眠可，大便溏薄，小便正常，舌质淡胖，苔薄白，脉细弱。

诊为胃痛，辨证属脾胃虚弱，治拟温养脾胃，调肠止泻。

治法：①取穴：足三里、中脘、天枢、胃俞、脾俞。②温和灸：艾条温和灸上述腧穴，将艾条一端点燃，对准施灸部位皮肤，在距离皮肤2~3cm处，使施灸局部有温热感而无灼痛感。每穴10~15分钟。③疗程：每日1次，10次为1个疗程，疗程间休息3日，共治疗3个疗程。同时嘱其饮食清淡，忌食辛辣、油煎等热性食物及海鲜发物；起居有时，注意避免受寒。

治疗10次后，患者胃蠕动增强，饭后腹胀明显减少；治疗3个疗程后，患者自觉症状明显改善，饮食有味，大便正常，随访1年，未复发。

按语：慢性胃炎是一种常见病，多发病，其发病率在各种胃病中居首位，且中、重度慢性萎缩性胃炎有一定的癌变率，因此应该加强对慢性萎缩性胃炎的治疗。《素问·痹论》云："饮食自倍，肠胃乃伤。"指出饮食不节可致脾胃受损。慢性胃炎的病位虽然在胃，但与肝脾两脏关系密切，脾与胃互为表里，一脏一腑同居腹内，共主升降，两者在生理上相辅相成，在病理上往往也相互影响。肝胃之间，木土相乘，肝气郁结，易于横逆犯胃。病久不愈，脾胃虚弱，中气不足，或脾胃素虚，又过食生冷，再伤脾阳，胃失和降，转为虚寒之证。

艾灸作为传统疗法已广泛应用于临床，其操作简便，无痛苦、无副作用、无感染、不损伤组织，有温经通络，祛湿散寒、消瘀散结的作用。由于慢性胃炎是一种慢性进行性病变，患者往往因病程长，长期服用中、西药疗效不显，对胃本身也是负担。此病多因长期饮食不节或精神刺激发病，中医临床上有肝胃不和和脾胃虚寒之分，而以脾胃虚寒多见。温和灸可以起到温中散寒、健脾和胃的作用，配以辨证取穴，行气温中，不失为一种简便有效的治疗方法。

第六节　胃下垂

一、概念

胃下垂是指胃体下降至生理最低线以下的位置。先天性胃下垂多因先天发育异常，膈肌力量不足，支撑内脏器官的胃膈韧带、胃脾韧带等松弛；后天性胃下垂多因胃周围支持韧带松弛，或腹壁紧张度降低，腹内压降低，腹肌松弛而引起站立位时胃位置下降，胃大弯下缘达盆腔、胃小弯弧线最低点降至髂脊连线以下，常伴有十二指肠球部位置的改变。一般以小弯切迹低于两髂脊连线水平1~5cm为轻度，6~10cm为中度，11cm以上为重度。本病多见于消瘦的女性或胸廓狭长者，轻者可无明显症状，重者可见上腹部坠胀不适、疼痛，多在食后或劳累后加重，常伴有厌食、恶心、嗳气等消化不良症状，严重者还可出现有站立性昏厥、低血压、心悸、失眠、乏力、头晕头痛等表现。

二、病因病机

胃下垂属中医学"胃缓""胃痛""痞满"等范畴。本病多因长期饮食失节，或七情内伤，或劳倦过度，致脾胃虚弱，中气下陷，升举无力所致。

三、辨证分型

1.中气下陷　形体消瘦，食欲不振，食后饱胀，呃逆，上腹部疼痛，神疲乏力。舌体胖大苔白，脉沉无力。

2.脾胃阴虚　形体消瘦，口渴喜饮，饮后胃脘不适，不思饮食，食后倒饱，手足心热。舌质红，苔白少津，脉细无力。

3.脾肾阳虚　胃脘不适，不思饮食，食后饱胀，腹胀矢气，形体消瘦，畏寒肢冷，渴不喜饮。舌体胖大，苔白而润，脉沉细弱。

四、安全操作

灸法治疗以补益中气、理气健脾和胃。中气下陷者以益气升清为主；脾胃阴虚型以益胃养阴为主；脾肾阳虚型以益火补土为主。选用足阳明胃经、足太阴脾经、任脉经穴及背俞穴为主。

1.取穴 百会、关元、气海、足三里、脾俞、胃俞。

2.辨证加减 中气下陷配百会、头维；脾胃阴虚配脾俞、胃俞、三阴交；脾肾阳虚配脾俞、肾俞、命门。

3.操作方法 采用温和灸，将艾条一端点燃，对准施灸部位皮肤，在距离皮肤2～3cm处每日施灸2次，每次每穴灸10～15分钟，10次为1个疗程，灸后可用右手托胃底部，用力缓缓向上推移，反复数次。

按语： 本病的根本是"胃下不坚"，脾胃功能虚弱。灸法治疗补益中气、升阳举陷，是临床治疗本病的有效方法，但治疗疗程较长，须坚持治疗。平素应注意饮食有节，且忌食生冷、辛辣等刺激性和难以消化的食物，少食多餐，以减轻胃的负担。同时，要注意生活起居，调畅情志，适当参加体育锻炼，不宜剧烈跳动。或可配合中药内服、气功锻炼而达到升举元气、补气助运之功效。

第七节　消化性溃疡

一、概念

慢性胃炎长期反复发作，胃黏膜发生炎性缺损，可导致消化性溃疡的发生，常发生于胃和十二指肠。因此，消化性溃疡即为十二指肠溃疡和胃溃疡的总称。本病的病因和诱发因素较多，胃液的胃酸及胃蛋白酶过量分泌、幽门螺杆菌感染及某些药物的应用（如非甾体类抗炎药）是引起消化性溃疡的主要病因。典型的症状表现为慢性、周期性、节律性的上腹痛（如钝痛、灼痛、胀痛、剧痛），饥饿样不适，溃疡反复或周期性发作，久治难愈。本病以上腹部不适、厌食、嗳气、反酸等为主要临床表现，部分患者还出现与进食相关的节律性上腹痛，餐后痛多为胃溃疡，饥饿痛多为十二指肠溃疡。

二、病因病机

根据临床症状，可将本病归属于中医学"胃痛""嘈杂""吞酸""痞满"等病症范畴。由于本病以慢性疼痛为典型症状，中医大多认为以脾胃"不荣则痛"和"不通则痛"为主要病机。脾胃虚弱、气血运化无源，胃失濡养；或外感六淫，胃阴受损，影响脾脏升清，加重脾阳郁滞，脾阳不升，胃阴不足，以致胃腑"不荣则痛"，日久或发展为脾胃虚寒证和胃阴不足证。饮食不节，长期忧思恼怒，肝气郁结，横犯脾胃，久则脾气虚弱，脾阳不足则生化乏源，运血无力，以致瘀血内生，或肝郁化热则阴血受损，瘀血内停，不通则痛。本病总病机为本虚标实，以脾胃虚弱为本，瘀血阻络为标。

三、辨证分型

1.**肝胃不和**　胃脘部胀痛或隐痛，痛连及胸胁或后背，多有嗳气、泛酸、食少纳差，遇情志不舒时加重。舌苔薄白或薄黄，脉沉弦。

2.**脾胃虚寒**　胃脘隐痛，空腹为甚，得食则缓，喜暖喜按喜热饮食，泛吐清水，四肢不温，神疲乏力，大便溏薄。舌质淡，苔白润，脉细或沉迟无力。

3. 胃阴不足 胃脘隐痛或灼痛，或伴嘈杂，饥而不欲食，失眠心烦，口干唇燥，大便干结。舌红少苔或无苔少津，脉细数。

4. 气虚血瘀 胃脘刺痛，痛处固定，拒按，食后加重，或见呕血，舌质紫暗，有瘀斑，脉弦或涩。

四、安全操作

灸法治疗选穴原则为和胃止痛。肝胃不和者以疏肝理气为主；脾胃虚寒者以温中健脾为主；胃阴不足者以益胃养阴为主；气虚血瘀以益气通络、活血化瘀为主。取穴以足阳明胃经和足太阴脾经穴为主，随症加减。

1. 取穴 足三里、公孙、内关。

2. 辨证加减 肝胃不和配期门、太冲；脾胃虚寒配中脘、脾俞、胃俞；胃阴不足配中脘、三阴交；气虚血瘀配阿是穴、太白、血海、膈俞。

3. 操作方法 持点燃之艾条对准穴位进行温和灸，每日早、晚各灸1次。先灸双侧足三里穴20分钟，再灸双侧公孙穴10分钟，以患者自感温热为度。

按语：消化性溃疡主要症状是胃脘痛，属于中医"胃痛"的范畴。一般认为，本病是灸法的适应证，灸法对本病见效快，疗效可靠，如无严重并发症，可单独用针灸治疗。灸法对本病不仅具有一定的近期疗效，还具有一定的远期疗效。精神因素和胃肠道刺激因素是引起本病的重要因素，故治疗期间患者应保持心情愉悦，忌大喜大怒，饮食上应忌辛辣、酸甜、发物及不易消化之物。

第八节　肠易激综合征

一、概念

肠易激综合征属于临床上常见的一种无器质性病变的功能性胃肠病，以腹痛、排便习惯和粪便性状改变为主要临床特征，常反复发作，病程较长，以中青年发病较多。根据排便性状，一般可分为腹泻型和便秘型，前者表现为粪便呈糊状或稀水样，每日3~5次，可带有黏液，或腹泻与便秘交替发生；后者表现为排便困难、粪便干结、量少。精神心理因素与肠易激综合征的发生有密切的关系，因此本病可伴有失眠、焦虑、抑郁、头晕头痛等精神症状。

二、病因病机

在中医学中虽无"肠易激综合征"之病名，但根据其临床症状可归属于中医学"腹痛""泄泻""便秘"等范畴，本病常因感受寒暑湿热之邪、饮食不节、情志失调、劳倦体虚等因素而诱发或加重。本病发病机制复杂，病位虽在大肠，但与脾、胃、肝、肾脏腑功能失调有密切的关系。脾病致湿盛，肠道功能失司，或有脏腑气机阻滞，气血运行不畅而为此病。本病的发生与情志失调、思虑劳倦最为密切。情志不遂，肝气不畅，横逆克脾，致使脾气运化失常，使湿浊内生留滞于体内，肠腑传导失司，通降不利而成泄泻，气机阻滞而腹痛，或肝气郁滞使脾气不升，上下气机不畅，则肠间糟粕运行减慢而致便秘。思虑伤脾，脾运失职，湿滞内生，小肠无以泌别清浊，复因饮食不节，停滞不化，湿热内蕴，脾升降失调，清浊不分而下泄；或为肠胃热结而腑行不畅而致便秘。久病失治，脾胃受损，日久伤肾，而又易耗伤脾肾阳气。故肝郁脾虚、湿热蕴结为本病主要病机，病理性质为本虚标实、虚实夹杂。

三、辨证分型

1.寒热错杂　腹痛隐隐，肠鸣，泻下不爽或泻后肛门灼热感，伴黏液，喜温恶寒，口干苦，腹泻便秘交替发作。舌质淡，苔黄，脉弦滑。

2.**气滞湿阻**　腹中胀痛拒按，大便溏滞不爽，或粒状便与溏便混合而下，或便秘与腹泻交替，胸胁痞满，肢体酸痛，食少纳呆。舌苔白或白腻，脉濡缓。

3.**肠腑燥热**　腹胀痛，大便秘结，量少，排便时间延长，部分患者可能在左下腹部触及索条状包块，小便短黄，伴口干烦躁，手足汗出。舌质红，苔黄燥或黄腻，或苔黄少津。

4.**肝脾不调**　腹痛，泄泻肠鸣，泻后痛减，矢气频发，腹痛腹胀可随排便排气后而缓解。嗳气少食，胸闷胀痛，急躁易怒，善太息，常由情志抑郁或恼怒，或情绪紧张而诱发，可间断或持续发作。舌淡或暗红，脉弦缓。

5.**脾胃虚弱**　腹部隐痛，食少，进食后脘闷不舒，食用稍油腻或寒凉刺激之物即易便溏泄泻，或完谷不化，并常夹有白色黏液。面色萎黄，神疲倦怠。舌质淡，苔白，脉细弱。

6.**脾肾阳虚**　腹中冷痛，大便溏薄，日行多次，完谷不化，或每黎明前脐腹疼痛，肠鸣即泻，泻后则安，形寒肢冷，纳呆腹胀，乏力喜温，腰膝酸软。舌淡体胖，苔白，脉沉细。

四、安全操作

以理气活血、通络止痛为治疗原则。寒热错杂以调和阴阳为主；气滞湿阻以行气导滞为主；肠腑燥热以通泄阳明为主；肝脾不调以疏肝健脾为主；脾胃虚弱以健脾益胃为主；脾肾阳虚以温肾健脾为主。选用足厥阴肝经、足太阴脾经、任脉经穴及背俞穴为主。

1.**取穴**　天枢、中脘、足三里、上巨虚、大肠俞。

2.**辨证加减**　寒热错杂配府舍、大横；气滞湿阻配气海、腹结、阴陵泉；肝脾不调配期门、章门、太冲；脾胃虚弱配脾俞、胃俞；脾肾阳虚配肾俞、关元、神阙。肠腑燥热一般不灸。

3.**操作方法**　艾条温和灸，每次约15~20分钟，灸至皮肤潮红为度，每日1次，30日为1个疗程。

五、病案

李某，男，35岁，已婚，职员，2013年6月21日初诊。主诉：反复腹痛、腹泻3年余。患者平素因工作繁忙饮食不规律，自2010年5月因加班劳累后自觉下腹部疼痛，疼痛无定处，大便稀溏，次数增多。诊断为肠易激综合征，服药后好转，但容易发作，尤其是劳累后易发，近月来反复出现腹痛、泄泻，遂来寻求中医针灸治疗。刻下见左下腹胀痛，大便稀溏，日行4~5次，发病以来无明显体重减轻，无发热等不适，面色稍黄，神疲乏力，食少纳差，腹部隐痛拒按，睡眠一般，小便正常，舌质淡胖，苔薄白，脉缓细弱。查体：一般情况良好，无阳性体征。

诊为泄泻，辨证属脾胃虚弱，治拟健脾益气和胃。

治法：采用温和灸治疗。①取穴：天枢（双）、中脘、足三里（双）、上巨虚（双）、大肠俞（双）、脾俞（双）、胃俞（双）。②操作方法：艾条点燃后对准穴位进行温和灸，每次约15分钟，灸至皮肤潮红为度，每日1次，30次为1个疗程，疗程间休息3日，共治疗3个疗程。同时嘱其劳逸结合，注意休息，避免受寒；饮食要规律、清淡，忌食辛辣、油煎等热性食物及海鲜发物。

治疗30次后，患者腹痛减轻，大便渐成形；治疗3个疗程后，患者腹痛、腹泻症状基本消失，大便成型，随访2年，未复发。

按语：肠易激综合征是临床常见的病证，以排便次数增加和粪便质与量改变为特点，本病病机复杂多变，易反复发作，迁延日久。《景岳全书·泄泻》云："泄泻之本，无不由于脾胃。"叶天士云："肝病必犯土是侮之所胜也，克脾则腹胀，便或溏或不爽。"因此，疏肝健脾胃是治疗本病的关键。灸法治疗本病疗效较佳，同时患者应消除心理负担和紧张情绪，注意调畅情志，保持愉悦乐观的心情，注意防寒保暖。起居有常，生活规律，睡眠充足，加强锻炼，增强体质。饮食有节，少食多餐，腹泻者以清淡、有营养、少渣易消化的食物为宜，避免刺激性食物、难消化食物和过冷过热的饮食，戒烟戒酒；便秘者除多饮水外，应养成定时排便习惯，并增加含纤维素多的食物的摄入。

第九节 溃疡性结肠炎

一、概念

溃疡性结肠炎是一种病因尚不明确的慢性非特异性炎症性疾病，病变部位主要在直肠、乙状结肠，向上蔓延可累及降结肠，甚至全结肠，病变局限于大肠黏膜和黏膜下层，呈连续性弥漫性分布，少数严重的病变累及全结肠可发生中毒性巨结肠。随着人们饮食结构、生活习惯的改变，溃疡性结肠炎在我国的发病率呈逐步上升趋势。西医学认为溃疡性结肠炎的发生与遗传因素、环境因素、肠道免疫失衡以及肠道菌群紊乱等多种因素相关，临床以反复发作的腹痛、腹泻、里急后重、黏液脓血便为主要症状，中重度患者还可出现发热、营养不良等全身反应，具有病程长、反复发作、迁延难愈的特点。其中，广泛性结肠炎及病程漫长者有较高的发展为结肠癌的风险。结肠镜检查是进行溃疡性结肠炎诊断的最重要的手段之一，临床诊断需排除细菌性痢疾、阿米巴病、感染性肠炎、慢性血吸虫病等。

二、病因病机

根据其临床症状，溃疡性结肠炎属中医"下利""痢疾""便血""肠澼""久痢"等范畴。中医认为本病病位在肠，但与脾胃关系密切，并可涉及肾。脾胃功能障碍是为本病的主要发病原因，而外感六淫邪气、饮食不节（洁）、先天正气不足及情志因素等，均可导致脾胃功能失调而引发本病。外感寒湿热之邪，邪气入里，或内伤饮食，使湿热、寒湿、疫毒内蕴肠腑，腑气壅滞，气滞血阻，气血与邪气相搏，脂络受损，腐败化为脓血，而导致下痢。脾胃乃后天之本。《素问·太阴阳明论》云："食饮不节，起居不时者，则阴受之，阴受之则入五脏，入五脏则䐜满闭塞，下为飧泄，久为肠澼。"先天正气不足，脾胃虚弱，再加饮食起居不当，脾胃受损，运化失常，水湿内停，湿浊内生，致使寒湿、湿热壅滞肠道，气血运行不畅，化腐成脓，发而为病；或内伤饮食，燥粪内结，而致邪热郁蒸伤及胃肠，气血俱伤，腑气壅阻,气血凝滞导致发病。情志不畅,忧虑过度,皆可致肝气郁结,肝失疏泄,横逆犯脾,致使脾失健运导致本病的发生。本病病机特点为"本虚标实",初起多为脾胃虚弱,日久则脾肾阳虚,出现一系列寒热错杂、虚实夹杂证,以脾虚或脾肾阳虚为本,以气滞血瘀或夹湿热、寒湿为标,病邪蕴结肠道后所引起脏腑之间的矛盾较为复杂,最终导致肠道为主的多个脏腑功能受损的病理变化。

三、辨证分型

1.肠腑湿热 症见身热,腹痛,腹泻,里急后重,粪便夹有脓血黏冻,肛门灼热疼痛,小便短赤。舌质红,苔黄腻,脉滑数。

2.寒湿蕴结 因感受寒湿而发病,腹痛,泄泻,大便清稀如水样,夹杂有血和黏液,恶寒,脘腹胀满,头身困重。苔白腻,脉缓。

3.肝郁脾虚 多因忧思、恼怒等情志因素而发,症见腹痛即泻,泻后痛减,时发时止,便中带有黏液脓血,伴有胁肋胀痛,脘闷纳呆。苔薄白或苔黄,脉弦细。

4.脾胃虚弱 症见腹痛,肠鸣,大便次数增多,粪便夹有黏液脓血或不消化食物,常因饮食不慎、劳累等反复发作,纳呆,胸闷,神疲乏力。舌质淡,苔白,脉濡缓。

5.脾肾阳虚 多见于病程迁延日久者。症见畏寒肢冷,面色㿠白,腰酸膝冷,肠鸣腹泻多在五更,便中夹杂黏液脓血。舌质淡胖,苔白,脉沉细无力。

四、安全操作

以通调腑气、通络止痛为治疗原则。肠腑湿热以清热利湿为主;寒湿蕴结以温化寒湿为主;肝郁脾虚以抑木扶土、疏肝健脾为主;脾胃虚弱以健脾和胃为主;脾肾阳虚以温肾健脾为主。选用手阳明大肠经、足厥阴肝经、足太阴脾经、足阳明胃经、任脉经穴及背俞穴为主。

1.取穴

(1)中脘、气海、足三里。

(2)大肠俞、天枢、上巨虚。

两组穴位交替使用。

2.辨证加减　肠腑湿热者加曲池、合谷；寒湿蕴结者加关元、三阴交、阴陵泉；肝郁脾虚者加肝俞、脾俞；脾胃虚弱者加脾俞；脾肾阳虚型加关元。随症配穴：便秘加中注；脓血甚者加隐白。

3.操作方法　艾条温和灸，每次约15分钟，灸至皮肤潮红为度，每日1次，30日为1个疗程。

五、病案

孙某，男，40岁，已婚，职员，2010年5月23日初诊。主诉：腹痛、腹泻伴黏液脓血便2年。患者平素饮食无规律，自2008年3月因劳累之后自觉左下腹疼痛，大便次数增多，每日4~5次，大便带中等量黏液伴有少量鲜血，经附近医院行乙状结肠镜检查被诊断为溃疡性结肠炎，予柳氮磺胺吡啶等西药治疗半年未效。因腹泻及黏液便明显而求治中医，刻下症见下左下腹隐痛，脘腹胀满，大便日行4~6次，便质稀，伴中等量黏液和少量鲜血，无发热等不适，患者面色淡白，发病以来体重无明显减轻，神疲乏力，食少纳差，食后腹胀，腹部隐痛喜按，睡眠可，小便正常，舌质淡胖，苔薄白，脉濡缓。

诊为久痢，辨证属脾胃虚弱，治拟温养脾胃，调肠止泻。

治法：①取穴：中脘、天枢（双）、气海、足三里（双）、上巨虚（双）、脾俞（双）。②操作方法：艾条温和灸，每次约15分钟，灸至皮肤潮红为度。③疗程：每日1次，30次为1个疗程，疗程间休息3日，共治疗3个疗程。同时嘱其饮食清淡，忌食辛辣、油煎等热性食物及海鲜发物；起居有时，注意避免受寒。

治疗30次后，患者腹痛减轻，大便渐成形；治疗3个疗程后，患者腹胀、腹痛基本消失，大便正常，随访1年，未复发。

按语：本病的临床表现类似于痢疾，灸法治疗本病方法多样，是目前治疗本病疗效较好的一种方法，尤其是本病见有气血不足或阳虚征象者更加，但临床治愈可能还需进一步的探索和研究。研究表明，灸法可以调节机体的免疫功能，对病情的改善有着积极的意义。

患者饮食不节，脾胃乃伤，湿邪长期留滞胃肠，耗伤正气，致正虚邪恋、寒热错杂之证。此后稍有劳作，后饮食不慎，则引动留邪，致其死灰复燃，腹痛泄泻反复发作，日久缠绵难愈。其根本在于脾胃亏虚，无法与病邪抗争，正如《医方类聚》所云，"夫泻痢两证，皆因肠胃先虚，虚则六淫得以外入，七情得以内伤"，"无积不成痢……脾受贼邪，故不能克化食饮"。久痢不愈，则进一步伤及正气，形成恶性循环。故治疗上，当以健运脾胃、温阳扶正为首要，故采用温和灸疗法，意在温振脾阳，祛除湿邪，复脾胃之纳运，气机之升降，则腹痛可缓、泻痢可止。在取穴上，选取灸补脾胃之主方，取中脘、气海、足三里三穴为主穴治疗，以温补脾胃，调和阴阳；天枢、上巨虚、脾俞可畅通腑气、导湿浊从肠道排出。正气得复，留邪得除，则腹痛泄泻自止。

此外，对溃疡性结肠炎应注意患者的心理调节和控制饮食。一般宜进食易消化而富有营养的食物。对确定或可疑不能耐受的食物，如鱼、虾、牛奶等应尽量避免食用。忌食辛辣刺激、冰冻、生冷之品，戒烟酒。腹痛、腹泻者宜食低渣、低脂肪、低乳糖饮食。长期出血的患者应注意补充铁剂。保持心情舒畅，饮食起居有常，避免劳累过度，防止肠道感染，适当活动，增强体质，对于预防本病的复发也可起到一定的作用。

第十节 痛 风

一、概念

痛风是嘌呤代谢障碍和尿酸排泄障碍所导致的疾病。受地域、饮食习惯等影响，痛风的患病率在各地差异较大。其临床特征为血清或滑囊液中尿酸浓度持续升高达到饱和状态，尿酸盐结晶在关节及关节周围组织沉淀，被白细胞吞噬，白细胞死亡后释放出溶酶体酶激发关节腔炎症，引起关节的急性非特异性炎症反应。长期尿酸盐结晶沉淀可导致炎症细胞浸润，形成外观大小不一的黄白色痛风石，此为痛风的特征性临床表现。关节内大量沉积的痛风石还可引起关节骨质的破坏，发展为慢性的关节炎。病变关节以足大踇趾为主，跖趾、踝、膝、指、腕、肘关节也是多发部位。

根据痛风发生的原因，本病可分为原发性痛风、继发性痛风和特发性痛风3类。初起仅有波动或持续性血尿酸增高，然后则形成急性痛风性关节炎。起病急，疼痛剧烈，数小时内症状发展达到高峰，受累关节及周围软组织出现明显的肿胀、疼痛和功能障碍。严重者还能累及肾脏，引起慢性间质性肾炎、痛风性肾病、尿酸性肾石病等肾脏疾病。

二、病因病机

中医学中亦有"痛风"病名，最早见于朱丹溪的《格致余论》。痛风还相当于中医的"痛痹""历节"等症。《金匮要略》中记载"病历节不可屈伸疼痛"皆由"风湿""风血相搏"所致。《外台秘要》中记载本病"大多是风寒暑湿之毒，因虚所致，将摄失理……昼静而夜发，发时彻骨绞痛"。清代《类证治裁》曰："痛风，痛痹之一症也……初因风寒湿郁痹阴分，久则化热致痛，至夜更剧。"因此，寒、湿、痰、瘀是其基本病机，并与饮食、情志、素体亏虚等相关。外感寒湿，寒为阴邪，其性凝滞，寒湿之邪乘虚入侵经络关节，导致气血运行不畅，不通则痛，瘀血阻滞，引起关节肿大、僵硬，或湿困于脾，痰浊内生，痰瘀交固于皮肤关节，日久可形成痛风结节；饮食不节，恣食高蛋白或高嘌呤饮食或嗜酒伤脾，脾失健运，痰湿内聚，留注于关节、肌肤而发为痛风；先天禀赋不足或年老体衰，脾肾亏虚，脾运化失常，痰湿内生过多可发为痛风。

国医大师朱良春首先提出"似风非风"的观点，认为受风寒湿虽是本病诱因之一，然非主因，湿浊瘀滞内阻才是主要原因，因此将此病命名为"浊瘀痹"，其病机为浊毒滞留血中，不得泄利，初始未甚可不发病，然积渐日久，或逢外邪相合，终必痰结为害，或闭阻经络而发骨节剧痛，或兼夹凝痰变生痛风结节。久之痰、浊、瘀化腐则见溃流脂浊，痰瘀胶固，以致僵肿畸形。痛风患者，一般既有痰湿瘀内结之标实，又有脾肾亏虚之本虚，日久脾失健运，气不化水，水湿泛于肌肤，形成水肿；或肾气化失常引起水液代谢障碍而发生水肿、小便不利等病症。水肿日久，浊毒不得外泄，进一步损伤脾肾。脾肾气化无权，小便量少，甚至无尿，导致尿毒内攻而出现不思饮食、呕吐清水，烦躁不安，甚则神志不清。

三、辨证分型

1.发作期（湿热互结） 关节红肿热痛，得冷则舒，关节活动受限，一个或多个关节受累，兼有发热、口渴等。舌红，苔黄，脉滑数。

2.间歇期（脾虚湿困） 此为症状发作后的缓解阶段，关节疼痛，屈伸不利，头身困重。舌淡，苔白腻，脉濡缓。

3.慢性关节炎期（肝肾亏虚） 症见骨质侵蚀缺损及周围组织纤维化，痛风性关节炎反复发作，关节疼痛，可波及指、趾、腕、踝、膝等全身关节，伴有关节僵硬畸形，形体消瘦，乏力，腰膝酸软。舌质淡红，脉细。

4.痛风肾期（气阴两虚） 此为痛风晚期，关节畸形及功能障碍加重，痛风结石增多，易破溃流出白色尿酸盐结晶，神疲乏力，少言懒语，口干，可出现水肿、尿少、蛋白尿、高血压等肾功能损伤症状。舌红，苔少，脉细弱。

四、安全操作

急性发作期以祛邪为主，缓解期以扶正为主，治疗原则为活血通络止痛。湿热互结以清热除湿为主；脾虚湿困以健脾化湿为主；肝肾不足以补益肝肾为主；气阴两虚以益气养阴为主。选用足厥阴肝经、足太阴脾经、足少阴肾经、足阳明胃经、足少阳胆经及足太阳膀胱经局部穴为主。

1.取穴 三阴交、太溪、照海、大都、阿是穴。

2.辨证加减 脾虚湿困配太白、公孙、阴陵泉；肝肾亏损配蠡沟、肝俞、肾俞；气阴两虚配气海、足三里、肾俞。湿热互结一般少用灸法，若湿盛可灸阴陵泉、中极。

3.操作方法 用温和灸轮流灸上述穴位，每穴灸10分钟左右，每日1次，15日为1个疗程。

五、病案

陈某，男，52岁，已婚，工人，2009年10月14日初诊。主诉：手指、右足趾关节反复性肿痛5年余。患者5年前无明显诱因下突然发生双手大拇指以及右足趾肿痛，但未引起重视。后因工作原因，感受风寒或劳累后，时有手指、足趾肿痛，夜间痛尤甚，难以入睡，局部红肿灼热，特别是每遇饮酒或感冒后即易发作，疼痛增剧，左手指关节及右足踇指内侧肿痛尤甚，以夜间痛为剧，即去医院就诊，以类风湿关节炎处理，予以布洛芬、泼尼松等药，服用1周后疼痛有所缓解。但上述症状时轻时重，未根治。1年前患者左手指关节近端出现破溃，流出白色脂膏，右足踇趾关节出现结节，关节肿痛明显，遂再次去医院就诊，查血尿酸879 μmol/L，确诊为"痛风"，即服用别嘌呤醇、丙硫酸等，病情有所好转，但因胃痛不适而断续服药，迄今未愈。患者于1周前又劳累受寒而引起本病发作，故来我处诊治。刻下受累关节局部肿痛，畸形，活动受限，左手食指、中指近端肿痛破溃流出白色尿酸盐结晶，足大趾内侧肿痛，夜间痛较甚，面色㿠白，口干，乏力，腰膝酸软，睡眠差，舌淡红，脉细。查体：手指、右足趾关节红、肿、压痛，畸形，有痛风石结节形成。实验室检查：红细胞沉降率78mm/h，血尿酸712 μmol/L。X线检查示：右足跖骨骨头处出现溶骨性缺损。

诊为痛风，辨证属肝肾亏虚，治拟补益肝肾，消肿止痛。

治法：①取穴：三阴交、太溪、照海、大都、阿是穴、肝俞、肾俞。②操作方法：艾条温和灸，每次15~20分钟，灸至皮肤潮红为度。③疗程：每日1次，30次为1个疗程，疗程间休息3日，共治疗3个疗程。同时嘱其饮食清淡，忌食高蛋白、高嘌呤饮食。

治疗1个疗程后，患者关节肿痛减轻；治疗3个疗程后，患者症状基本消失，血尿酸接近正常，破溃处分泌物有所减少，关节活动度增加，随访1年，未复发。

按语：本病早期艾灸治疗疗效满意，久病患者以艾灸与药物并用，综合治疗为好。患者自身应避免高嘌呤和高蛋白饮食，注意保暖，避风寒，并可进行适量体育锻炼。

第七章 外 科

第一节 带状疱疹

一、概念

带状疱疹是由水痘–带状疱疹病毒引起的急性疱疹性皮肤病，以身体一侧皮肤上出现簇集成群、累累如串珠样水疱和痛如火燎为特征。中医学称之为"蛇串疮""甄带疮""蜘蛛疮"等，又因常发于腰肋间，也有"缠腰火丹"之称。人体感染水痘–带状疱疹病毒后，发生水痘或呈隐性感染，由于病毒具有亲神经性，感染后可长期潜伏于脊髓神经后根神经节中。当机体免疫力降低时，如创伤、劳累、恶性肿瘤、病后虚弱或使用免疫抑制剂等，潜伏的病毒被激活，沿感觉神经轴索下行到达该神经所支配区域的皮肤区域增殖，引起带状疱疹。

二、病因病机

中医认为，本病的发生机制为情志内伤、饮食失节、年老体弱，感受外邪所致；由于情志内伤，肝气郁结，久而化火，肝经火毒炽盛，夹风邪上窜头面而发；或夹湿邪下注，发于阴部及下肢；火毒炽盛者多发于躯干。年老体弱，常因血虚肝旺，湿热毒蕴，导致气滞血瘀，经络阻塞不通，以致疼痛剧烈，病程迁延。因此内外合因，相互影响，互为因果，终致湿热毒邪搏结，壅遏经络，气血瘀滞，发于肌肤，从而引起带状疱疹。故本病是因虚致实，本虚而标实。

三、辨证分型

发病初期，患部皮损为带状的红色斑丘疹，继而出现粟米至黄豆大小簇集成群的水疱，累累如串珠，排列成带状，疱疹之间可见正常皮肤，疱液初为澄清，数日后疱液浑浊化脓，或者出现破裂，严重者可见出血点、血疱或坏死。轻者无皮损，仅有刺痛感，或见皮肤稍有潮红，未见典型水疱。

皮损好发于胸胁部，腰部或头面部，多发于身体一侧，常单侧沿皮神经分布，一般不超过正中线。发于头面部者，尤其在眼部及耳部者病情严重，疼痛剧烈，甚至影响视力和听力。

发病前患者自觉有皮肤过敏，皮肤灼热刺痛，伴有全身不适、疲乏无力、轻度发热等前驱症状；病程2周左右，老年人3~4周。

1.**肝经火盛**　起红赤疱疹，疱壁紧张，焮红灼热，痛如针扎，后结干痂，伴口苦口渴，烦躁易怒，尿赤便秘。舌红苔黄，脉弦数。

2.**脾经湿热**　皮损淡红，起黄白水疱或大疱、疱壁松弛，渗水糜烂，或见化脓，重者坏死结黑痂，伴口不渴，纳呆，便溏。舌体胖，苔白厚或白腻，脉濡数。

3.**气滞血瘀**　多见于老年人，疱疹消退后局部仍疼痛不止，伴心烦不寐。舌紫暗，苔薄白，脉弦细。

四、安全操作

本病多属热证，而热证并非禁灸，因此悬起灸适用于带状疱疹各个证型。悬起灸治疗带状疱疹，可以借助温热之力促使体内郁积的湿热透达体表，即"热者灸之，引郁热之气外发，火就燥之义也"。灸法治疗带状疱疹通过局部温热刺激，有以热引热，消肿化瘀，拔引郁毒，祛腐止痛之功效。特别是在发病初期及时应用，有调节气血，通行血脉，促进皮损部位气血运行，经脉畅通，达邪外出，控制病情发展，缩短病程，预防和减少遗留神经痛的作用。实验室大鼠模型也发现，艾灸可能通过促进创伤局部组织的炎性细胞浸润，加速创伤愈合炎性反应，从而快速进入增生和修复期。

（一）发作期

1.**取穴**　局部疱疹处和阿是穴；循经取穴，发于头面者，取合谷、风池、大椎，发于胸胁背部者，取期门、日月、委中、足三里，发于腰臀股部下肢者，取足三里、阳陵泉、涌泉等。

2. **辨证加减** 肝经火盛配太冲、阳陵泉；脾经湿热配足三里、阴陵泉；气滞血瘀配合谷、太冲。

3. **操作方法** 常采用悬起灸之温和灸和回旋灸。治疗时患者取舒适位。循经取穴采用温和灸，灸至局部皮肤充血、红晕；当皮疹及疼痛部位局限时，可以痛为腧，取阿是穴进行温和灸，一般先上后下，先少后多，先背后腹；当皮疹及疼痛部位广泛时，可回旋灸，即保持一定距离，但不固定，沿皮疹分布左右移动或反复旋转施灸，宜行顺时针泻法回旋灸。每次每穴10~20分钟，每天1次，疗程为1~2周。

4. **注意事项** 头面部注意熏眼及烫伤；施灸时间过长易留下色素沉着。

（二）后遗神经痛

带状疱疹后遗神经痛是带状疱疹最常见的并发症，中医称为"蛇丹痛"，络损不复则是带状疱疹后遗神经痛的病机关键。悬起灸治疗后遗神经痛，亦有显著疗效。

1. **取穴** 阿是穴为主；配合夹脊穴，夹脊穴在背腰部T_1~L_5棘突下两侧，后正中线旁开0.5寸，胸背部疼痛取T_4~T_{11}，腰腹取T_{10}~L_2，上肢取C_5~T_2，下肢取L_1~L_5。

2. **操作方法** 可采用悬起灸之温和灸、雀啄灸和回旋灸。治疗时患者取舒适位。取阿是穴行雀啄灸，加强热效应；夹脊穴行温和灸；当疼痛部位广泛时，可作回旋灸。每次每穴10~15分钟，每天1次，疗程为1~2周。

五、病案

刘某，男，36岁，职员。患者3天前感觉左侧胸胁部刺痛，渐之有米粒大的成簇密集丘疹，有水疱出现，且疼痛向背部蔓延。自服用消炎及止痛药物效果差。现患者胸背部出现大片疱疹，面积在35cm×15cm左右，皮损鲜红，疱壁紧张，局部触痛，且有继续扩大的趋势，体温37.7℃，患者口苦，便干，烦躁易怒，舌红，苔黄，脉弦数。

西医诊断：带状疱疹。

中医诊断：蛇串疮（肝经火盛）。

治疗原则：疏肝清热、利湿通络。

治法：患者取平躺位。胸胁部广泛皮疹及疼痛部位，做顺时针泻法回旋灸，沿皮疹分布左右移动或反复旋转施灸。每次20分钟，每天1次，连续2天。

二诊：患者皮损处疼痛已明显减轻，疼痛部位较为局限，灸治部位已结痂，剩余疱疹亦干枯，且面积较前缩小，舌淡红，苔薄黄，脉弦数。

悬起灸处方：患者疼痛局限、部分疱疹结痂，取其余局部疱疹明显处和阿是穴，采用温和灸法，至局部皮肤充血、红晕、疼痛减轻，每次每穴10分钟；配合太冲、阳陵泉、期门，采用温和灸法，以皮肤潮热微红为度，每次每穴10分钟，每天1次，连续3天。

三诊：患者皮损部疼痛已减去大半，皮疹已大部分干燥结痂，部分留有色素沉着，口不苦，舌淡，苔薄，脉弦。

第二节 神经性皮炎

一、概念

神经性皮炎是一种较为常见的、反复发作的局限性皮肤神经功能障碍性皮肤病。本病中医称"摄领疮""牛皮癣",因其好发于颈部,状如牛领之皮,厚而坚韧而得名。《诸病源候论·摄领疮候》曰:"摄领疮,如癣之类,生于颈上,痒痛,衣领拂着即剧,云是衣领揩所作,故名摄领疮也。"其主要特征为剧烈瘙痒,局部皮肤肥厚,皮沟加深而形成苔藓样病变,本病多见于青少年,慢性经过,时轻时重,夏季加重,冬季减轻。

二、病因病机

本病为情志内伤、风邪侵袭诱发,多因肝郁化火,脾经湿热,肺经风毒客于肌肤腠理之间,主要病机为血虚风燥,气机凝滞,营血失和。

西医认为本病病因尚不明确,可能与自主神经系统功能紊乱有关。精神因素、刺激性食物、局部摩擦刺激、胃肠功能障碍和内分泌失调亦均与本病的发生有关。

三、辨证分型

1.**风湿蕴肤** 皮损呈淡褐色片状,粗糙肥厚,阵发性剧痒,夜间尤甚。舌苔薄白或白腻,脉濡缓。

2.**血虚风燥** 皮损色淡或灰白,肥厚粗糙似牛皮,常伴有心悸怔忡,气短乏力,妇女月经量过多。舌质淡,脉沉细。

3.**脾虚湿盛** 皮损呈暗灰色,肥厚光滑,伴腹胀纳差、便溏。舌体胖大,边有齿痕,苔白厚,脉濡缓。

4.**肝郁化火** 皮疹色红,心烦易怒或精神抑郁,失眠多梦,眩晕,心悸、口苦咽干。舌边尖红,苔薄白,脉弦滑。

四、安全操作

本病属中医风癣范畴，又称为顽癣。《药性本草》称艾叶"治癣甚良"。此病乃风、湿、热三邪蕴结皮肤，络脉不畅，营血不足，腠理失养，郁而化热，发为病患。因此，"疏通卫气"，调控皮肤腠理开合是治疗本病关键。《素问·调经论》："血气者，喜温而恶寒，寒则泣不能流，温则消而去之。"指出温通法借助艾灸温热刺激，激发人体阳气，增强气血营运以开闭、掘塞，疏通脉络，达到"借火助阳"补虚、"开门驱邪"泻实的独特效用。《针灸集成》："皮风疮，自少瘙痒不止……灸二百壮。"指出治疗风癣需要一定灸量。

治疗原则：神经性皮炎常选患处局部施灸，以清泄热毒壅滞、消肿止痛，使毒气随火气而散，从而达到治疗目的。

1. 取穴 皮损局部。

2. 辨证加减 风湿蕴肤配风市、血海；血虚风燥配三阴交、血海；脾虚湿盛配阴陵泉、足三里；肝郁化火配太冲、阳陵泉。

3. 操作方法 常采用悬起灸中温和灸。发于颈部者，患者取坐位。先用艾条温和灸患处至皮肤潮红，待病人有剧痒感时，不许抓搔，继续灸至痒感消失，每次30~60分钟，每日1次，7次为1个疗程。

五、病案

张某，男，37岁，主诉：左颈部斑块伴瘙痒1年余，反复加重1个月。1年前患者因工作调动，心情烦躁，左颈部开始出现红斑，因患者反复搔抓，不久后红斑逐渐出现粟粒大小成簇的圆形或多形性扁平丘疹，逐渐融合成苔藓样斑块，自觉阵发性瘙痒。曾使用外服、内用多种中西药，均未见成效。常于局部刺激、精神烦躁时加剧，夜间明显。查体：左侧颈部可见3cm×7cm皮疹，边界清，满布暗红色丘疹及鳞屑，满布抓痕及血痂，呈苔藓样改变，按之坚韧。患者纳食可，夜寐欠安，大便干。舌淡红，苔白腻，脉濡。

西医诊断：神经性皮炎。

中医诊断：牛皮癣（风湿蕴肤）。

治疗原则：祛风除湿，清热止痒。

治法：患者取坐位。取皮损局部，采用温和灸法，灸患处至皮肤潮红，待病人有剧痒感时，不许抓搔，继续灸至痒感消失，每次30分钟，每天1次，连续7天；配合加风市、血海、足三里、阴陵泉进行温和灸，每次每穴10分钟，每天1次，连续7天。

二诊：1周后复诊，患者皮损颜色变浅、范围缩小，自诉夜间瘙痒明显缓解。复行1个月巩固治疗，皮损局部减少，灸量至每天15分钟，每天1次，每周2次，连续1个月。

三诊：3个月后随访，患者病情稳定，未再复发，临床痊愈。

第三节　荨麻疹

一、概念

荨麻疹被中医称为"瘾疹""风疹"等，俗称"风疹块"，为常见的瘙痒性过敏性皮肤病。其临床特点是皮肤上出现风团，色红或白，形态各一，发无定处，骤起骤退，退后不留痕迹，自觉瘙痒，并可有发热、腹泻、腹痛等全身症状。

二、病因病机

本病总由先天禀赋不足，复感外邪所致。先天禀赋不足，表虚不固，外邪侵袭，客于肌表，致使营卫失调而发，或可因食物、药物、生物制品、病灶感染、肠寄生虫病而发作，或因精神因素、外界寒冷刺激等因素诱发。肌肤有湿，复感风热或风寒之邪，致使营卫不和而起；肠胃湿热，复感风邪，内不得疏泄，外不得透达，郁于皮毛腠理之间而发；肠内寄生虫（蛔虫、钩虫、姜片虫等）积聚，以致湿热内生，或吃鱼、蟹、虾、药物等，亦可发生本病；冲任不调，营血不足，生风生燥，肌肤失养所致；脾胃不健，寒湿蕴积肌肤而成。

西医学认为，荨麻疹是由于皮肤黏膜的毛细血管扩张，充血，大量液体渗出，造成皮肤局部水肿而形成本病。常见的原因有对鱼、虾、蛋、肉等食物及药物、昆虫、寄生虫、花粉、羽毛、粉尘、日光、冷热刺激等产生过敏反应，或因胃肠疾病，内分泌障碍，代谢障碍引起，也与情绪波动、剧烈运动有关。荨麻疹病因复杂，特别是慢性荨麻疹，大多数找不到病因。

三、辨证分型

1.风寒束表　皮疹色白，遇寒冷或风吹则剧，得暖则瘥，恶寒，口不渴，冬重夏轻，舌淡红，苔薄白或薄白而腻，脉迟或濡缓，多见于寒冷刺激性荨麻疹。

2.**风热犯表** 皮疹色赤，遇热则剧，得冷则瘥，或夏重冬轻，舌红，苔薄白或薄黄、脉浮数，多是食物、药物过敏或病灶感染引起的急性荨麻疹。

3.**脾胃湿热** 发疹皮疹片大色红，瘙痒剧烈，时可伴有脘腹疼痛，神疲纳呆，大便秘结或泄泻，舌质红，苔黄腻，脉滑数，多见于荨麻疹伴有胃肠黏膜损害，又叫"胃肠型荨麻疹"。

4.**冲任不调** 常在月经的2~3日开始发疹，往往随着月经的结束而消失，以少腹、腰骶、大腿内侧多见，在下次月经来潮前，又复发作，又叫"月经疹"。

5.**气血两虚** 风疹块反复发作，延续数月或数年，劳累则发甚，神疲乏力，苔薄，舌质淡，脉濡细，多见于慢性荨麻疹。

6.**脾胃虚寒** 疹块迭发不愈，伴有形寒神疲，四肢不温，胸脘痞闷，食欲不佳，腹痛泄泻，每日数次，口不作渴，苔薄舌淡，脉沉细或迟缓，多见于慢性荨麻疹。

四、安全操作

"瘾疹"一词最早见于《素问·四时刺逆从论》中的"少阴有余，病皮痹瘾疹"。悬起灸适合于荨麻疹各型治疗，包括急性发作期和慢性迁延期。

治疗原则为调和营卫，疏风通络。以局部取穴为主，配合辨证取穴。

（一）急性期

1.**取穴** 曲池、血海。

2.**取穴依据** 曲池是手太阴肺经的穴位，为防治皮肤病的重要穴位；血海，是足太阴脾经的穴位，中医认为其为血液聚集之处，有引血归经之效，"治风先治血，血行风自灭"，故血海是风邪引起的瘙痒类皮肤病的首选穴位。

3.**辨证加减** 风寒犯表配风门、列缺；风热犯表配外关、列缺；脾胃湿热配上巨虚、阴陵泉；冲任不调配血海、归来；气血两虚配足三里、三阴交；脾胃虚寒配足三里、脾俞。

4.**操作方法** 采用温和灸曲池、血海，每穴10分钟，每天1次，疗程以风团消失为宜。

（二）慢性期

中医认为，慢性荨麻疹的病机为风、湿、热、寒等邪气侵入肌肤，滞留于肌肤深层，随着病情发展造成机体虚弱、卫外不固、气血亏损。因此多以调和营卫、祛风止痒、益气固表为治疗原则。

慢性顽固性荨麻疹发病原因至今不明，可能跟过敏体质相关，但不易找到过敏原。中医认为过敏体质与"脾气虚弱"有关，脾胃虚弱，气血乏源，肌肤无以濡养，则皮肤、黏膜反复出现瘙痒性风团，因内虚之因一时难以根治，故此病缠绵难愈。《傅青主女科》云："脾胃气虚，则腰脐之气闭，腰脐之气闭，则带脉拘急。"艾灸带脉可温养脾胃，调节十二经气血，从而彻底治愈顽固性荨麻疹。《针经节要》云："任脉虚则痒搔，补之。"说明灸神阙对该病有很好的治疗效果。

1. 取穴　带脉、神阙、足三里。

2. 操作方法

（1）温和灸：温和灸带脉，从肚脐开始沿带脉循行环绕身体1周，先灸背侧，待局部红晕扩散至整个腰间，再灸腹侧，令腹部充满热感后，在双侧带脉穴停滞时间稍长（2~3分钟），每天1次，共治疗4周；温和灸神阙和足三里，每穴10分钟，每天1次，治疗1周。

（2）腧穴热敏化悬起灸法：

1）体位：患者取舒适体位，依次暴露上背部、下腹部及双侧下肢。

2）热敏穴位查找：初步推测慢性荨麻疹"热敏化"腧穴出现于患者背部风门、肺俞、脾俞和下腹部神阙、关元及双侧下肢血海、足三里、三阴交等穴区。通过艾条悬灸，只要出现以下灸感就表明该腧穴已发生热敏化：透热、扩热，传热，局部不热远部热，表面不热深部热，施灸部位或远离施灸部位产生酸、胀、麻、痛等非热感等。标记热敏腧穴。

3）操作：在上述热敏穴区，每次取2~3个热敏腧穴，分别按下述步骤依次进行回旋、雀啄、往返、温和灸4步法施灸操作。先行回旋灸2分钟温通局部气血，继以雀啄灸1分钟加强热敏化，循经往返灸2分钟激发经气，再施以温和灸发动感传、开通经络。

4）施灸剂量：以每穴完成热敏态转化为消敏态为准，隔日治疗1次。

五、病案

张某，女，50岁。全身泛发风团2年，急性发作1周。2年前，患者不明原因下出现全身泛发风疹块，疹色初起苍白，继则潮红并融合成块，甚则皮肤漫肿紧绷，瘙痒异常，以颜面、胸腹、四肢为甚，见风更甚，服用中西药，效果欠佳，兼咽喉肿痛，每次发病需10~15日症状方可消失，每次发病均于四季气候交替之际。1周前劳累后，出现皮肤突然瘙痒，迅速出现小如米粒、大如核桃大小不等的隆起的风团，伴有灼热感，2小时后消退，但近1周每天发作，遇热则剧。患者神疲，咽干，舌红，苔薄黄腻，脉滑数。

西医诊断：慢性荨麻疹急性发作。

中医诊断：瘾疹（风热犯表）。

治疗原则：清热祛风，调和营卫。

治法：采用温和灸曲池、血海，每次每穴10分钟，每天1次，连续3天。

二诊：连续治疗3天后，风团未复发。再取穴阴陵泉、血海、三阴交、足三里，依次进行回旋、雀啄、往返、温和灸4步法施灸操作，每次每穴10分钟，每天1次，隔日灸，连续1个月。

三诊：3个月后复查，未见再发。

第四节 急性乳腺炎

一、概念

急性乳腺炎是乳房常见的急性化脓性疾病。常发生于哺乳期妇女，尤以尚未满月的初产妇多见。其临床特点为乳房部结块、红肿疼痛，溃后脓出稠厚，伴有发热等全身症状。《诸病源候论·妒乳候》云："此由新产后，儿未能饮之，及饮不泄，或断儿乳，捻其乳汁不尽，皆令乳汁蓄积，与气血相搏，即壮热大渴引饮，牢强掣痛，手不得近也。"根据发病时期的不同，又有几种名称：发生于哺乳期者，称外吹乳痈，约占总体的95%；发生于妊娠期者，名内吹乳痈；在非哺乳期和非妊娠期发生者，名非哺乳期乳痈。

二、病因病机

本病多由肝郁气滞与阳明之热相互郁结，致使经络阻塞，营气不从而致。

1.肝气郁结 厥阴之气失于疏泄，使乳汁发生壅滞而结块；郁久化热，热胜肉腐则、肝郁气滞乳头属足厥阴肝经，肝主疏泄，能调节乳汁的分泌。若情志内伤，成脓。

2.胃热壅滞 乳房属足阳明胃经，乳汁为气血所生化，产后恣食肥甘厚味而致阳明积热，胃热壅盛，导致气血凝滞，乳络阻塞而发生痈肿。

3.乳汁郁积 乳头破损或凹陷，影响哺乳，致乳汁排出不畅，或乳汁多而婴儿不能吸空，造成余乳积存，致使乳络闭阻，乳汁瘀滞，日久败乳蓄积，化热而成痈肿。

西医认为本病病原菌为金黄色葡萄球菌，常由乳头破裂、乳管损伤等因素引起。

三、辨证分型

1.气滞热蕴 乳房部肿胀疼痛，肿块或有或无，皮色不变或微红，乳汁排泄不畅；伴恶寒发热，头痛骨楚，口渴，便秘。舌淡红或红，苔薄黄，脉浮数或弦数。

2.热毒炽盛　肿块逐渐增大，皮肤㶷红，灼热，疼痛如鸡啄，肿块中央渐软，有应指感；可伴壮热，口渴饮冷，面红目赤，烦躁不宁，大便秘结，小便短赤。舌红，苔黄干，脉数或滑数。

3.正虚邪恋　溃破后乳房肿痛减轻，但疮口脓水不断，脓汁清稀，愈合缓慢，或乳汁从疮口溢出形成乳漏；面色少华，全身乏力，头晕目眩，或低热不退，食欲不振。舌淡，苔薄，脉弱无力。

四、安全操作

中医学将急性乳腺炎归为"乳痈""妒乳"等范畴，认为本病是由于肝气郁结、内蕴血热及复感热毒所致，终而乳络不畅、结肿成脓，根据其发生、发展过程，将其分为淤乳期、成脓期及溃后期。《仙传外科集验方·敷贴热药品第四》："初发之时，切不宜用凉药冰之。盖乳者，血化所成不能漏泄，遂结实肿核。其性清寒，若为冷药一冰，凝结不散，积久而外血不能化乳者，方作热痛，蒸逼乳核而成脓。其苦异常，必烂尽而后已。"因此，乳痈的中医早期治疗以温通为法。悬起灸主要适用于早期的淤乳期。

治疗原则为清热散结，通乳消肿。取局部腧穴和足阳明胃经穴位为主，兼顾肝经。乳络实证，法当以"通"为用，"以消为贵"，诸穴均便施泻法，以达疏通乳络，导邪外出之功。

1.取穴　阿是穴、乳根、膻中、足三里、期门，涌泉。

2.随症加减　发热患者还可配以艾灸曲池与合谷。

3.取穴依据　足少阳胆经、足厥阴肝经、手少阳三焦经及手阳明大肠经均循行于乳房部位。乳根位在乳部，可疏阳明经气，辅之艾灸曲池能清除内蕴血热及热毒，艾灸合谷则能祛邪解表。乳房为足阳明经所过，膻中为气会，可调气以通乳。足三里可调达脾胃之气，助乳汁生化之源。期门乃肝之募穴，为足厥阴、足太阴与阴维脉交会穴，可疏肝理气，消瘀通络；涌泉穴为肾经原穴，艾灸涌泉可引火下行，疏通经络。艾灸以上穴位能达到疏通经络、调节脏腑功能的目的，从而达到消肿止痛、清热消毒及通畅乳络的功效。

4.操作方法　采用温和灸法，每穴10分钟，每天1~2次，以皮肤潮红为度。淤乳肿块明显处，可运用雀啄灸，像鸟雀啄食一样一上一下活动，该法使许多女性患者免受成脓手术之苦，临床收效甚佳。

5.注意事项 灸至有灼痛感、皮肤红晕为宜，但不能灸至起泡；治疗同时，配合手法按摩，并将淤乳吸出，艾灸期间可正常哺乳。

五、病案

钟某，女，32岁，教师。主诉：产后15天，左侧乳房红肿热痛2天。2天前，患者未及时排空乳汁，出现左侧乳房胀痛不适。查体：左乳外上象限皮肤潮红明显，可触及一约3cm×2cm肿块，边界清，触痛明显，患处皮温高，未及明显波动感。体温38.3℃，伴恶寒发热，头痛乏力，食欲不振，口渴，恶露已尽。舌红苔薄黄，脉浮数。查血常规示：白细胞计数 11.6×10^9/L，中性粒细胞百分比 77.8%。

西医诊断：急性乳腺炎。

中医诊断：乳痈（气滞热蕴）。

治疗原则：通乳散结，温通消肿。

治法：患者取卧位，暴露乳房。淤乳肿块明显处，运用雀啄灸法，灸至有灼痛感、皮肤红晕为宜，每次5分钟；选取双侧涌泉、足三里，运用泻法回旋灸，每次每穴15分钟，每日1次，连续5天；嘱在治疗期间保持心情舒畅，忌食辛辣刺激及油腻食物，排空乳汁。

二诊：治疗5天后，患者自觉乳房胀痛明显减轻，无恶寒发热，查血常规各项指标均在正常范围内，食欲不振较前好转，但仍有口渴，舌红，苔薄，脉弦。继续温和灸乳根和足三里，每次每穴10分钟，隔天1次，连续1周。

三诊：左乳胀痛、肿块及全身症状均消失，泌乳通畅。

第八章 妇 科

第一节 月经不调

一、概念

月经不调是妇科常见疾病之一，指月经周期、经色、经量等发生变化并伴有其他症状。月经是女性在生长发育、成熟过程中表现于外的生理现象，是生育力的象征。其来也如潮汐，每月一度，若月经失于常度，则为月经失调。临床主要以月经周期、经期、经量的异常为特征，具体可分为月经先期、月经后期、月经先后无定期、月经过多、月经过少、经期延长、经期出血等。既可单一出现，也可互相并发，如月经先期、经期延长可合并月经过多；月经先期或先后不定期并见月经过少等，均有属虚属实、属寒属热的不同，须结合经色、经质及全身证候进行辨证论治。

二、病因病机

1.**月经先期** 月经周期提前7日以上，甚至10余日一行，连续2个周期以上者称月经先期，也称"经早""经期超前""经行先期""经水不及期"等。本病主要是由血热妄行和气虚不能固摄冲任所致。气虚则统摄无权，冲任不固；血热则热伏冲任，伤及子宫，血海不宁。

2.**月经后期** 月经周期错后7日以上，甚至3~5个月一行，称月经后期，又称"经迟""经行后期""经水过期"。本病有虚有实。虚者或因营血亏损，或因阳气虚衰，以致血源不足，血海不能按时满溢。实者或因气滞血瘀，或因寒凝经脉，痰湿阻滞、冲任不畅，致使经期延后。

3.**月经先后无定期** 月经不按周期来潮，时提前时错后，称月经先后无定期，又称"经水先后无定期""月经愆期""经乱"。肝郁疏泄失常，或肾虚封藏失司，均可使气机失调，血海蓄溢失常，导致月经先后无定期。

4.月经过多 月经周期不变，但经量明显增多；或行经时间延长，超过7日不净，总量也因而增多，或称"经水过多"。一般月经量以30~50ml为适宜，超过100ml为月经过多。月经过多病机基本上同月经先期，主要由气虚或血热，冲任受损，不能固摄所致。

5.月经过少 月经周期正常，而经量明显过少，甚或点滴即净，或行经时间少于2日者，称为月经过少，又称"经量过少""经水涩少"。月经过少病机基本上同月经后期。分虚实两证。虚证因血海不足；实证因经血不畅，均可导致经量减少，进一步发展，可致闭经。

三、辨证分型

1.月经先期

（1）血热：阳甚血热者，经来先期，量多，色深红或紫红，质稠黏；或伴心悸，面红口干，小便短黄，大便燥结；舌质红，苔黄，脉数或滑数。阴虚血热者，月经提前，量少或量多，色红，质稠；或伴两颧潮红，手足心热，咽干口燥；舌质红，苔少，脉细数。肝郁血热者月经提前，量或多或少，经色深红或紫红，质稠，经行不畅，或有块；或少腹胀痛，或胸闷胁胀，或乳房胀痛，或烦躁易怒，口苦咽干，舌红，苔薄黄，脉弦数。

（2）气虚：脾气虚者，月经周期提前，或经血量多，色淡红，质清稀；神疲肢倦，气短懒言，小腹空坠，纳少便溏；舌淡红，苔薄白，脉细弱。肾气虚者，周期提前，经量或多或少，色淡暗，质清稀；腰膝酸软，头晕耳鸣，面色晦暗或有暗斑；舌淡暗，苔白润，脉沉细。

2.月经后期

（1）血虚：月经周期延迟，月经量少色淡，质清稀，小腹绵绵作痛，消瘦，面色苍白或萎黄，肌肤不荣，头晕眼花，心悸失眠。舌淡红少苔，脉细弱。

（2）血寒：月经周期推迟，量少色暗，下腹掣痛，得温稍减，肢冷。舌苔薄白，脉沉迟。

（3）气滞：月经周期推迟，量少色暗红，下腹胀痛，情绪抑郁，胸闷，呃逆，胸胁及乳房发胀。苔薄白，脉弦。

（4）肾虚：周期延后，量少，色暗淡，质清稀，或带下清稀，腰膝软弱，头晕耳鸣，面色暗淡无光。舌淡，苔薄白，脉沉细。

3.月经先后不定期

（1）肝气郁结：月经周期及经血量变化不定，经血黏稠，色紫暗，或有血块，或经行不畅，胸胁、乳房、小腹胀痛，脘闷不舒，时叹息，嗳气食少，精神抑郁。舌苔薄黄，脉弦。

（2）肾虚：月经先后不定，量少色淡，头晕耳鸣，腰膝酸痛而软，或头晕耳鸣，夜尿频繁，便溏。舌淡苔薄，脉沉弱。

（3）脾虚：经行或前或后，量多，色淡质稀，神疲乏力，脘腹胀满，纳呆食少。舌淡，苔薄，脉缓。

四、安全操作

治疗以调气、理血、扶脾、补肾、疏肝、固冲任为总则。选冲、任脉及足三阴经穴治疗。

1.取穴 三阴交、关元。

2.辨证加减 气虚配足三里、气海；血虚配血海；血寒配归来；气滞、配太冲；肾虚配三阴交、肾俞。血热一般不灸。

3.操作方法 让患者仰卧，暴露腹部，点穴定位，将点燃的艾条对准腧穴进行温和的熏烤，以患者温热舒适为度，每次30～60分钟，7～10次为1个疗程。

五、其他灸法

1.艾炷灸

取穴：隐白。

操作方法：可将细柔无杂质的艾绒做成半枣大小的艾炷置于隐白穴上施灸，每次每穴灸20～30壮，共施灸40～60壮即可。每日1～2次，待经量正常为止。

2.隔盐灸

取穴：神阙。

操作方法：用纯净的食盐填纳于脐部，在盐上再置一薄姜片，上置大艾炷施灸。当艾炷燃尽，再易炷施灸。

3.温针灸

取穴：足三里、三阴交、脾俞、胃俞、肾俞。

操作方法：扶正治本，调理脾胃时可采用此法。当针刺穴位得气后，将艾条剪成1~1.5寸的艾节套入针柄，然后点燃艾节进行燃烧，以患者有温热舒适感为佳。

六、病案

林某，女，20岁，未婚。患者平素喜食冷饮，近半年来，月经延后，60~90天一行，量少，色暗红，有血块，小腹冷痛，得热痛减，经期畏寒肢冷，腰腹冷痛。诊断为月经后期（血寒），当温经散寒。选用温和灸治疗。操作方法：让患者仰卧，暴露腹部，点穴定位，将点燃的艾条对准腧穴进行温和的熏烤，以患者温热舒适为度，每次30~60分钟，7~10次为1个疗程。同时嘱患者忌食生冷，避风寒，注意保暖，4个疗程后，患者诉月经来潮，继续治疗2个疗程，患者月经周期恢复正常，30日一行。3个月后随访未见异常。

按语：灸法治疗本病一般在月经前一周左右开始，至月经来潮止，下次前再治疗。连续3~5个周期。患者应注意生活调养和经期卫生，经期保暖，避免受寒；保持精神愉快，气机畅达，经血流畅；注意调摄，慎勿为外邪所伤；不可过用寒凉或滋腻的药物，戒食生冷及辛辣食物。劳逸结合，适当休息。

第二节 痛 经

一、概念

凡在经期或经行前后，出现小腹疼痛，或痛引腰骶，甚至剧痛晕厥，程度较重以致影响生活和工作质量者称为痛经。痛经为妇科最常见症状之一，约50％妇女有痛经症状，其中10％痛经严重。西医学中把痛经分为原发性痛经和继发性痛经。前者指生殖器官无明显器质性病变的痛经，后者指由于盆腔器质性疾病如子宫内膜异位症、盆腔炎或宫颈狭窄等。近年来，许多中医临床工作者运用艾灸、敷贴等针灸疗法治疗痛经取得了显著疗效。

二、病因病机

痛经病位在子宫、冲任，以"不通则痛"或"不荣则痛"为主要病机。实者为气滞血瘀、寒凝血瘀、湿热瘀阻导致子宫的气血运行不畅，"不通则痛"；虚者为气血虚弱、肾气亏损致子宫失于濡养，"不荣则痛"。痛经之所以伴随月经周期而发，又与经期及经期前后特殊生理状态有关。未行经期间，由于冲任气血平和，致病因素尚不足以引起冲任、子宫气血瘀滞或不足，故平时不发生疼痛。经期前后，血海由满盈转为泻溢，气血由盛实骤而转虚，子宫、冲任气血变化较平时急剧，故易受致病因素干扰，加之体质因素的影响，导致子宫、冲任气血运行不畅或失于濡养，不通或不荣则痛。经净后子宫、冲任气血渐复则疼痛自止。但若病因未除，素体状况未获改善，则下次月经来潮，疼痛又复发。

痛经的病机首见于《黄帝内经》，现代医家对痛经的理论又有了新的发展：马宝章认为"肾气-天癸-冲任-胞宫"与"丘脑-垂体-卵巢-子宫"的环路相对应，强调肾气在妇女一生的生理活动中起主导作用。王敏之认为"寒为痛经之根"，病机分虚实两大类，实寒为寒邪客于血脉，血液凝滞致痛经；虚寒可因气虚和肾虚导致胞脉失养而痛经。黄绳武强调气血不和，精血不足又兼气血瘀滞时可出现痛经。舒泸英等阐述了气血瘀滞，血瘀痰湿，肝郁亏虚等原因引起痛经。蔡丽乔认为继发性痛经是因房室、胎产、哺乳、流产等因素引起气血亏损、肝肾不足、冲任失调，从而增加了盆腔感染机会以致粘连，使经血排泄不畅而发痛经。张玉珍等提出内外两因学说，即内因在于气血凝滞，外因在于痰滞或寒凝，不通则痛。本病主要病机为邪气内伏或精血素亏，更值经期前后冲任二脉气血的生理变化急骤，导致胞宫的气血运行不畅，不通则痛；或胞宫失于濡养，不荣则痛，故痛经发作。

三、辨证分型

1.**气滞血瘀** 经前或经期小腹胀痛拒按，或伴乳胁胀痛，脘闷不舒。经行量少不畅，色紫黑有块，块下痛暂减。舌质紫暗或有瘀点，脉沉弦或涩。

2.**寒湿凝滞** 经行小腹冷痛拒按，得热则舒，月经或见后期，经行量少，经色紫暗有瘀块。面色清白，伴形寒肢冷，小便清长。舌暗，苔白，脉细或沉紧。

3.**肝郁湿热** 经前或经期小腹疼痛，或痛及腰骶，或感腹内灼热。经行量多质稠，色紫或鲜，有小血块；时伴乳胁胀痛，大便干结，小便短赤，平素带下量多，色黄质稠有臭味；或伴有低热起伏，小便黄赤。舌质红，苔黄腻，脉弦数。

4.**气血亏虚** 经期或经后小腹隐隐作痛，喜按，或小腹及阴部空坠不适；月经量少，色淡，质清稀；面色无华，形寒肢疲，头晕眼花，心悸气短。舌质淡，苔薄，脉细弦。

5.**肝肾亏损** 经期或经后经行量少，色红无块。腰膝酸软，头晕耳鸣。舌淡红，苔薄，脉细弦。

四、安全操作

治疗原则为行气活血，通络止痛。气滞血瘀以通经活络为主，寒湿凝滞以散寒除湿为主，肝郁湿热以清热利湿为主，气血亏虚以补益气血为主，肝肾亏损以调补肝肾为主。多选任脉及足三阴经腧穴为主。

1. **取穴** 关元、地机、至阴、中极、子宫。

2. **辨证加减** 气滞血瘀配太冲、归来；寒湿凝滞配水道、阴陵泉；气血亏虚配足三里、气海；肝肾亏损配太溪、肝俞、肾俞。肝郁湿热者一般不灸。

3. 操作方法 月经来潮前3～5日开始，每日灸关元穴15～20分钟，至月经来潮时为止。视痛经好转情况可连续灸2～3个周期，痛经愈后再灸1个周期巩固。

五、其他灸法

1.隔药饼灸

取穴：关元。

操作方法：患者仰卧，充分暴露下腹部，将已制好的附子饼放在关元穴上，再将艾炷置于附子饼上，用火点燃艾炷，根据病程长短及病情轻重每次5～10壮不等，每次月经来潮前5日开始治疗，每日1次，连续5次为1个疗程。本法多用于血寒型痛经。

2.温针灸

取穴：腰夹脊、关元。

操作方法：用长5cm的28号毫针，直刺双侧腰夹脊穴，深度3cm，施平泻手法，使针感向小腹方向放射。然后在针柄上安置长1.5cm艾条点燃，热度为患者能耐受为宜。燃尽后，再安置1.5cm艾条复燃，留针30分钟。每次月经来潮前1周开始治疗，每日1次。经后腹痛者，停经后连续治疗1周，1个月经周期6次或12次为1个疗程。本法适用于原发性痛经。

3.穴位敷贴

（1）方法一

取穴：神阙。

药物组成和制备：①低温远红外材料：氧化铝、氧化钛、氧化硅等超细粉末混合物组成的低温远红外辐射物质。②热源物质：矾石、硫黄、磁石及冰片等天然物质为主要原料的热性芳香穿透物质的提取物。③中药：天山雪莲、藏红花、麝香、益母草、延胡索等，具有活血化瘀、行气止痛功效。

操作方法：于每次月经前或经期自觉有腹痛感觉时，将贴片敷贴于神阙穴，等腹痛消失即可去除贴片，一般敷贴2～4小时即可取下，敷贴最长时间不超过4小时，每次月经周期用1～2贴，3个月经周期为1个疗程。

（2）方法二

取穴：神阙。

药物组成与制备：肉桂、丁香、冰片、细辛、川芎、延胡索、红花等药物组成。先将诸药混匀研末过80目筛，用蜂蜜、生姜汁适量将药物调成膏，密闭备用。

操作方法：每于经行前2～3日，将药膏敷贴于神阙。外用活血止痛膏封脐，每日换药1次，直至经净，以月经3个周期为1个疗程。

（3）方法三

取穴：关元、神阙。

药物组成与制备：丁香、肉桂、细辛、延胡索、川芎，红花各等份，研末，用黄油调匀（随用随调）。捏成底径2cm、高0.5cm的药饼。

操作方法：用艾条将所取穴位熏灼至皮肤潮红，然后将药饼敷上，用麝香镇痛膏贴上；再将热敷散搓热后加盖在膏药外，用布条固定。4～6小时取下；隔日1次，3次为1个疗程。于每次月经前3～5日开始治疗，连续治疗3个月。

4.壮医药线点灸

取穴：①主穴：下关梅（以关元穴下0.5寸为中点，旁开1寸，上下左右各一）、三阴交、太冲。②配穴：实证配合谷、中冲、次髎、地机等；虚证配气冲、肾俞、足三里等；虚实夹杂配血海、行间、肾俞、足三里等。

操作方法：拇、食指持带火星的线头一端直接点按于穴位上，火星熄灭，点按1次为一壮。在月经来前1～2日开始施灸，每日1次，直至月经基本干净时停灸，施灸后不再用其他止痛药物。1个月经周期为1个疗程，若点灸2个月经周期后疼痛均无缓解者为无效，即停止用此疗法。如有效则连续治疗2～3个月经周期。

5.艾灸治疗仪

取穴：①主穴：次髎、中极、三阴交。②配穴：实证加关元、阿是穴，伴有恶心呕吐加内关；虚证加肾俞、关元、足三里。寒湿凝滞取血海、归来、地机、水道，肝郁气滞取太冲、期门、中脘，脾肾两虚取脾俞、足三里、肾俞、太溪、命门，血瘀取天枢、血海、行间、地机。

操作方法：用DJA-10型多功能灸疗仪治疗，每日1次，每次45分钟，灸时温度50℃，灸至皮肤潮红为度，灸时穴有热感，无明显不适感。月经前3～5日开始治疗，10次为1个疗程，每个月经周期治疗1个疗程，以3个疗程为限。

六、病案

赵某，女，20岁。患者近3年来，每于经期第1~2天小腹疼痛剧烈，经色暗红夹有血块，伴面色苍白，汗出肢冷，恶心呕吐，经期胁肋及乳房胀痛，心烦急躁。舌暗红，舌侧有点刺，舌下脉络粗大紫暗，脉弦细。诊断为痛经（气滞血瘀）。治疗原则：行气活血，通络止痛。采用针刺结合艾灸治疗，

取穴：关元、地机、中极、子宫。操作方法：月经来潮前3~5日开始，每日灸关元穴15~20分钟，至月经来潮时为止。连续灸3个周期，患者诉痛经好转，可正常工作学习，后再灸1个周期巩固之。随访3个月未见异常。

按语：灸法治疗原发性痛经，调经镇痛作用明显，且能改善全身症状，调整内分泌功能；对继发性痛经在治疗减轻症状后，应诊断清楚原发病，针对原发病治疗。病人经期需注意卫生，避免重体力劳动、剧烈运动和精神刺激，防止受凉、过食生冷。

第三节　胎位不正

一、概念

胎位不正是指妊娠28周以后，胎儿在子宫体内的位置不正。一般有枕后位、臀位、横位、斜位等。羊水中的胎儿，由于头比身体重，所以胎儿呈头下臀上的姿势。常见于经产妇或腹壁松弛的孕妇，临床上多无自觉症状，经产前检查才能明确诊断。胎位不正是造成难产的主要原因之一。西医学治疗本病常用外倒转术矫治，但有一定的并发症，采用膝胸卧位，患者多不容易坚持，效果亦不甚满意。近20年来，采取以艾灸至阴穴为主治疗胎位不正，疗效甚佳。

二、病因病机

中医学文献中无胎位不正的病名，将胎位不正称谓"倒产""横产""偏产"等。胎位不正病变主要责之肝、脾、肾，其病因病机多为孕妇气血虚弱，气虚则不足以托胎，血虚则胞脉干涩，使胎儿不能转动而造成胎位不正；气血失和，妇女以血为本，气顺血和则胎安产顺，若气血失和而致气滞血瘀，胞脉受阻，胎儿转动不利，引起胎位不正。

三、辨证分型

1.气血失和　胎位不正（多为臀位），孕妇胸闷不舒，恐惧不安，孕前多有月经失调或痛经史。舌质红，苔薄白，脉沉微弦。

2.气虚血弱　胎位不正（横位或臀位），气短乏力，精神萎靡不振，面色不华。舌质淡，苔薄白，脉沉细而弱。

3.气虚血滞　胎位不正，气短懒言，四肢无力，腹胀痛下坠。舌质淡，苔薄白，脉沉迟无力。

4.脾肾两虚　胎位不正，纳少便溏，肢软乏力，面色萎黄，头晕耳鸣，腰膝酸软。舌质淡，苔薄白，脉沉迟无力。

5.肝脾不和 胎位不正，胸胁胀满，腹大虚胖（B超提示羊水过多），小腹坠胀，有时拘急疼痛，足跗微肿，胎动微弱。舌质红，苔薄白，脉沉细滑微弦。

四、安全操作

治疗原则为补益气血、疏肝理气、调理胎位，选用足阳明胃经、足厥阴肝经、足太阳膀胱经及任脉经穴为主。

1.取穴 至阴、足三里、太溪、气海。

2.辨证加减 气血失和配太冲；气血虚弱、气虚血滞配脾俞；脾肾两虚配脾俞、肾俞；肝脾不和配阳陵泉、丰隆。

3.操作方法 孕妇取坐位或仰卧位，嘱孕妇放松腰带及腹肌，暴露所选穴位。操作者把点燃好的艾条对准穴位，距离以不感灼痛为度，每组艾灸时间10分钟，每日1次，5～7日为1个疗程。

五、其他灸法

1.艾灸、点穴

取穴：至阴。

操作方法：嘱孕妇排空膀胱，取舒适坐位，松解腰带，暴露至阴和三阴交穴位。艾条温和灸和拇指掐至阴穴交替进行10分钟，艾条灸和拇指按揉三阴交穴交替进行5分钟，双下肢交替进行，每次15分钟，每日2次，10次为1个疗程。点穴用中度刺激量，以患者能耐受为度。

2.麦粒灸

取穴：至阴（双）。

操作方法：治疗前嘱患者用温水洗净脚，排空小便，仰卧于治疗床上，放松腰带，取双侧至阴穴，用麦粒灸，每穴灸1~3壮，双足交替使用，连续灸治5日为1个疗程。如不愈，休息2日后，继续下1个疗程，最多2个疗程。

3.激光穴位照射

取穴：至阴（双）。

操作方法：使用激光治疗仪，输出功率8mW，波长6328Å。用原光束通过导光纤维辐照双侧至阴穴。照射光斑1~1.5mm，每穴照射5分钟。

按语：据国内大量文献报道，艾灸至阴穴矫正胎位不正疗效较好。但治疗应注意时机，妊娠7~8个月（30~32周）是转胎最佳时机，此时孕妇羊水较多，胎头没有固定，有一定活动度。灸法治疗还应注意本病的适应证，因子宫畸形、骨盆狭窄、肿瘤，或胎儿本身因素引起的胎位不正，或习惯性早产者，不宜采用本法治疗。

第九章 儿 科

第一节 小儿腹泻

一、概念

小儿每日大便次数多于4次，大便发生偏于稀薄的性质改变，均称为小儿腹泻。腹泻是3岁以内小儿的常见临床症状，多发于夏秋季。近年来，本病的发病率和病死率已明显下降，但由于婴幼儿年龄小，抵抗力弱，腹泻仍会给婴幼儿造成一定的伤害。本病属西医学"消化不良"或"小儿肠炎"范畴，中医又可称为"小儿泄泻"。引起小儿腹泻的因素很多，常见的病因有饮食因素、肠道内或肠道外的感染因素和气候条件、营养不良、佝偻病等其他因素。有婴儿的生理性腹泻、胃肠道功能紊乱导致的腹泻、感染性腹泻等。

二、病因病机

小儿脏器娇小幼稚，抵抗力差，多为乳食不节，壅滞肠胃；或因外感暑湿邪气，湿热内蕴，导致脾胃肠腑损伤、升清降浊功能失常，水谷不分，并走大肠而泻下。如泻下不止，则可耗伤津液，甚则气阴亏虚而成重证。久病迁延不愈者，易转为疳证。小儿腹泻对于小儿健康危害性很大，直接影响小儿营养物质的吸收，造成发育不良。

三、辨证分型

1.湿热泻 大便水样，或如蛋花汤样，泻下急迫，量多次频，气味臭秽，或见少许黏液，腹痛时作，食欲不振，或伴呕恶，神疲乏力，或发热烦躁，口渴，小便短黄。舌质红，苔黄腻，脉滑数，指纹紫。

2.风寒泻 大便清稀，夹有泡沫，臭气不甚，肠鸣腹痛，或伴有恶寒发热，鼻流清涕，咳嗽，小便色白。舌质淡，苔薄白，脉浮紧，指纹淡红。

3.**伤食泻**　大便稀薄，夹有乳凝块或食物残渣，气味酸臭，或如败卵，脘腹胀满，便前腹痛，泻后痛减，腹痛拒按，嗳气酸馊，或有呕吐，不思饮食，夜卧不安。舌苔厚腻，或微黄，脉滑实，指纹滞。

4.**脾虚泻**　大便稀溏，色淡不臭，多于食后作泻，时轻时重，面色萎黄，形体消瘦，神疲倦怠。舌淡苔白，脉缓弱，指纹淡。

5.**脾肾阳虚泻**　脾肾阳虚症状有久泻不止，大便清稀，澄澈清冷，完谷不化，或见脱肛，形寒肢冷，面色㿠白，精神萎靡，睡时露睛。舌淡苔白，脉细弱，指纹色淡。

四、安全操作

治疗原则为固本止泻。湿热泻以清热除湿为主，风寒泻以祛风散寒为主，伤食泻以消食导滞为主，脾虚泻、脾肾阳虚泻以健脾补肾、固本止泻为主。取穴以任脉为主。

1.**取穴**　中脘、下脘、神阙、天枢、足三里。

2.**辨证加减**　风寒泻配阴陵泉；伤食泻配内庭、建里；脾虚泻配脾俞、内关；脾肾阳虚泻配肾俞、脾俞、关元。湿热泻一般不灸。

3.**操作方法**　取点燃的艾条在施灸部位雀啄灸，此灸法温热感较强，应注意避免烧伤皮肤，因小儿皮肤稚嫩，为防止烫伤，医者可用中、食指分开按在施灸部位两侧，根据自己的手感来测定患儿受热程度，以便随时调节施灸距离，一般灸至皮肤潮红为宜，每日灸2次。治疗期间乳食必须定量定时，合理安排，注意卫生。

五、其他灸法

1.**隔药灸**

（1）隔姜灸

取穴：神阙。

操作方法：将长、宽各6cm，厚0.05～0.1cm的硬纸片，中间剪1个直径1～1.5cm的小孔。然后取直径1～1.5cm、厚0.2cm的鲜姜片，用三棱针在姜片上扎5～6个小孔，放入温水中浸透，取出擦去水分。将硬纸片放到患儿腹部神阙穴（孔位于神阙穴上），备好的鲜姜片置于神阙穴上，点燃艾条，在距神阙穴3～5cm的高度点灸或悬灸，灸至皮肤潮红，患儿痛止即可。

（2）隔盐灸

取穴：神阙。

操作方法：用食盐填满脐部（神阙穴），上置艾炷施灸，每次3～5壮，每日1次，10次为1个疗程。

2.周氏万应点灸笔

取穴：脾俞、胃俞、天枢、足三里、上巨虚。

操作方法：将"周氏万应点灸笔"配用的药纸平铺于腧穴上，带药的一面接触腧穴，药笔点燃后隔药纸对准腧穴进行雀啄样点灼，每次不宜重叠，以免药纸烧穿。手法要轻重适宜，以灸后皮肤微见潮红为度。每穴点灸数秒钟即可完成，点灸后在腧穴上涂以"绿药膏"以防止皮肤起泡。症状较重者每日治疗2次，轻者每日1次。

3.壮医药线点灸

取穴：脐周四穴、长强、梁丘、足三里；伴呕吐者加内关、中脘。

操作方法："三号药线"是用苎麻搓成直径为0.25mm的药线，并经过药物溶液加工制成，每日视病情严重程度点灸1~2次，5次为1个疗程。治疗期间避免灸处感染，进食易消化食物，忌生冷。

4.壮医阴灸

取穴：天枢、大肠俞、长强、足三里、内关。

操作方法：施术者左手拿灯心草点燃，待其燃烧充分时右手拇指、食指捏灭灯心草，利用右拇指的温度迅速压在小儿的穴位上，1～2分钟后移开，每穴反复2～3次，每日重复3～5次。

六、病案

患儿，男，2周岁。患儿3天前因受寒后出现腹痛肠鸣，大便次数增多，起病急，初起大便色黄质稀薄，后泻下稀水样便，夹有泡沫，畏寒且发热，咳嗽。刻下大便每日10余次，泻水量较多，小便短少，不思饮食，精神萎靡，头倾不举，面色淡白，眼窝凹陷，舌淡苔白，脉浮紧，指纹淡红。

该患儿因感受风寒之邪而出现恶寒发热，大便夹有泡沫等表证，寒性收引，腹部拘急，故出现腹痛肠鸣的症状。治宜疏风散寒，化湿和中，用隔姜灸治疗。操作方法：将长、宽各6cm，厚0.05～0.1cm的硬纸片，中间剪1个直径1～1.5cm的小孔。然后取直径1～1.5cm，厚0.2cm的鲜姜片，用三棱针在姜片上扎5～6个小孔，放入温水中浸透，取出擦去水分。将硬纸片放到患儿腹部神阙穴（孔位于神阙穴上），备好的鲜姜片置于神阙穴上，点燃艾条，在距神阙穴3～5cm的高度点灸或悬灸，灸至皮肤潮红，患儿痛止即可，每日1次。治疗当日，患儿腹泻次数明显减少，腹痛程度减轻，治疗5日之后，患儿大便正常，饮食如故。

按语： 腹泻为小儿常见病症，艾灸治疗该病有良好疗效。治疗期间应该注意调整饮食，减少胃肠负担，轻症停喂不易消化的脂类食物，重症应暂予禁食，但不应超过6～8小时。如出现水、电解质紊乱，应及时采取中西医结合综合治疗措施，以防发生变证。对吐泻严重及伤食泄泻的患儿暂时禁食，以后随着病情好转，逐渐增加饮食量。忌食油腻、生冷、不易消化的食物。密切观察病情变化，及时发现泄泻变证。平日应注意饮食卫生，食品应新鲜、清洁，不吃变质食品，不要暴饮暴食，饭前便后要洗手，餐具要卫生；提倡母乳喂养，不宜在夏季及小儿患病时断奶，遵守添加辅食的原则，注意科学喂养；加强户外活动，注意气候变化，防止感受外邪，避免腹部着凉。

第二节　小儿遗尿

一、概念

遗尿，又称"遗溺""尿床""遗溲"，是指3岁以上小儿在睡眠中小便自遗，醒后方觉的一种病症。没有明显尿路或神经系统器质性病变者称为原发性遗尿，约占70%～80%。继发于下尿路梗阻（如尿道瓣膜）、膀胱炎、神经源性膀胱（神经病变引起的排尿功能障碍）等疾患者称为继发性遗尿，患儿除夜间尿床外，日间常有尿频、尿急或排尿困难、尿流细等症状。本病遗传性极强，男孩发病率高于女孩。

二、病因病机

中医学认为遗尿与下列因素有关：小儿身体虚弱，先天肾气不足，膀胱虚冷，气化失职，闭藏失司，不能约束水道而遗尿；脾肺气虚，脾不能散津归肺，肺虚不能通调水道，膀胱失去约束功能；心肾不交，水火不济，夜梦纷纭，梦中尿床。肝经湿热，疏泄失司，或湿热下注，移热于膀胱，造成遗尿。憋尿不及时排泄、滞碍膀胱气化，尿液久留化生湿热，湿热客于膀胱，造成遗尿。本病关键在于肾阳不足，或肺脾气虚，累及肾脏，致肾气不足，单纯肺脾气虚较少见。

三、辨证分型

1.**肺脾气虚**　多发于病后失养。夜间遗尿，日间尿频而量多，平素易感冒，面色少华，神疲乏力，食欲不振，大便溏薄。舌质淡红，苔薄白，脉沉无力。

2.**肾气不足，下元虚寒**　常在睡眠中遗尿，一夜可发生数次，小便清长，面白少华，神疲乏力，智力较同龄儿低，肢冷畏寒。舌质淡，苔白滑，脉沉迟无力。

3.**心肾失交**　睡中遗尿，寐不安宁，白天多动少静，难以自制，或五心烦热，形体较瘦。舌质红，苔薄少津，脉沉细而数。

4.**肝经湿热** 睡中遗尿，小便量少色黄，性情急躁，夜梦纷纭或夜间磨牙，唇红面赤。舌苔黄腻，脉弦滑。

四、安全操作

治疗原则以固本止遗为主。脾肺气虚以健脾益肺为主，下元虚寒以固肾培本为主，肝经湿热以清热利湿为主。多选足少阴肾经、足太阳膀胱经及督脉穴治疗。

1.**取穴** 关元、足三里、肾俞、三阴交。

2.**辨证加减** 脾肺气虚配脾俞、肺俞；下元虚寒配命门、太溪；肝经湿热一般不灸。

3.**操作方法** 将艾条一端点燃，对准穴位，距离3~5cm，进行熏灸，使患儿局部有温热感而无灼痛。每次灸3~5分钟，以皮肤呈现红晕为度。

五、其他灸法

1.**艾炷灸**

取穴：关元、足三里（双）。

操作方法：细艾绒压紧制成中艾炷直接灸。在关元、双侧足三里涂少量医用凡士林，将艾炷置于穴位上，当患儿有热感时另换1壮，每穴灸3~5壮。每日1次，3次为1个疗程。

2.**隔姜灸**

取穴：百会。

操作方法：取百会穴，隔鲜生姜片灸。将其毛发剪去，面积与姜片等大。置姜片于上，点燃艾炷灸之。艾炷做成蚕豆大小的圆锥形。灸时使患儿有温热感为宜。若出现灼热患儿难以忍受时，可轻轻拍打周围皮肤以减轻灼痛感，或另换一生姜片继续灸之。施灸时，患儿如出现昏昏欲睡的感觉，灸热感渐传至整个头部，再传向身柱穴，以至全身皆发热，则疗效更佳。待艾炷燃尽后再换一壮，反复灸之，持续20分钟即可。每日1次，10次为1个疗程，疗程间隔3~5日。

3.**温针灸**

（1）方法一

取穴：下元虚损、肾阳不足者取关元、中极、太溪（双）、肾俞（双）、膀胱俞（双）；病后失调、脾胃气虚者取气海、太渊（双）、足三里（双）、三阴交（双）；肝经湿热者取中极、膀胱俞（双）、行间（双）。

操作方法：针刺得气后施用补法或泻法，剪取长约2cm的艾条置于针柄上点燃，燃尽后取下灰烬起针。针前嘱患者排空小便，以免刺伤膀胱，针灸每日1次，10次为1个疗程，两疗程间休息4～5日。

（2）方法二

取穴：①主穴：关元、三阴交、中极、膀胱俞；②配穴：肾气不足加肾俞、太溪，脾肺气虚加足三里、气海。

操作方法：每次取主穴2个，交替使用。用30号1.5寸毫针，皮肤常规消毒后快速进针0.5～1寸，施以提插捻转补法0.5～1分钟。关元、中极穴针尖刺向前部，行针后有针感传向前阴部；三阴交穴以有针感向上传导为佳。将一块硬纸片分别套盖在穴位皮肤上，防止艾灸时烫伤，取1寸长艾条置于针柄施灸，每穴灸2～3壮，留针30分钟。隔日1次，10次为1个疗程，疗程间隔3～5日，共2个疗程。

4.壮医药线点灸

取穴：①主穴：关元、三阴交、百会。②配穴：肾气不足下元虚寒者加膀胱俞、大椎、肾俞、长强、涌泉；体质虚弱、脾肺气虚者加四缝、内关、肺俞、脾俞、足三里。

操作方法：用食、拇指持线的一端，露出线头1～2cm，将露出的线端在酒精灯上点燃，灭去火焰，将有火星的线端对准穴位，直接点按于穴位上，一按火灭即起为1壮，每穴灸1壮。每日1次，12日为1个疗程。

5.灸疗器灸

（1）方法一

取穴：肾俞、膀胱俞、箕门、三阴交。

操作方法：取灸疗器（金属所制之圆筒灸具，底部有10余个小孔，内有一小筒，也有10余个小孔）6个放置艾绒末（艾绒500g，沉香、乳香、肉桂、人参各50g，共为细末再加麝香少许）于内，点燃后置于穴位上，隔纱布灸之。每晚睡前灸1次，治疗5次为1个疗程。

（2）方法二

取穴：脐到耻骨之间的小腹处。

操作方法：患儿取仰卧位，将艾绒放入温灸器的小筒内点燃，然后在脐到耻骨之间的小腹处来回温灸。每次灸20~30分钟，每日1次，10次为1个疗程，疗程间休息3~5日。

6. 神灯加艾灸

取穴：关元、三阴交（双）。

操作方法：点燃艾条一端，约距离皮肤1~2cm左右施灸，使局部皮肤有温热感而无灼痛，灸至皮肤有红晕为度，每处灸5分钟左右，每日1~2次，再加神灯照，共做15分钟，5日为1个疗程。

7. 推拿加艾灸

（1）方法一

取穴：肾气不足，下元虚寒型取关元、三阴交（双）。脾肺气虚型取关元、足三里（双）。

操作方法：①肾气不足，下元虚寒型，治以温补肾气，固涩下元。先行推拿：补肾经，揉丹田，揉龟尾各100次，每日1次，7次为1个疗程。接着用艾条灸关元、三阴交（双），采用温和灸法，每穴灸5分钟，每日1次，7次为1个疗程。②脾肺气虚型，治以补益脾肺，固涩下元。先行推拿：补脾经，补肺经，揉外劳各100次，每日1次，7次为1个疗程。接着用艾条灸关元、足三里（双），采用温和灸法，每个穴位灸5分钟，每日1次，7次为1个疗程。

（2）方法二

取穴：百会、关元、肾俞、中极、膀胱俞、足三里、三阴交。

操作方法：①推拿操作：患儿平卧在床上，医者取合适体位，用一指禅法按揉各穴，每穴1分钟。应使各穴有酸、胀感为宜。②艾灸法：取关元、百会、肾俞、中极、足三里等5穴灸治，每穴2~3分钟。患儿感到有温热感为宜。

8. 头针加艾灸

取穴：气海、关元、神阙、肾俞、三阴交、足三里、四神聪、百会。

操作方法：患者坐位，取0.5寸28号针平刺四神聪、百会（向前或向后）行捻转手法后留针，再取舒适平卧位，点燃艾条后，分别温和灸气海、关元、足三里、三阴交，隔生姜灸神阙，使患者局部有温热感而无灼痛、能忍受为度，灸至皮肤发红；再俯卧温和灸肾俞，灸完后起头针，每日1次，10次为1

个疗程。

9.耳穴贴压加温灸

取穴：耳穴取缘中、肾、膀胱、输尿管、内分泌。温灸取气海。

操作方法：①耳穴贴压：常规消毒耳郭皮肤后，将粘有王不留行籽的胶布贴在耳穴上，用手指按压胶布，使耳穴有明显胀、热、痛感。嘱患儿或其家长每日按压耳穴3~4次，睡前按压10~15分钟。隔日更换，两耳交替，10次为1个疗程。1个疗程后观察效果。②太乙饼温灸：把太乙饼（主要成分：肉桂、木香、续断、细辛、独活、艾绒、活性炭等）放置在灸疗器中燃着，温和灸脐下气海穴20分钟。每日1次，10次为1个疗程。

六、病案

患儿，男，11岁，夜间间断尿床3个月，每周2~3次，伴胃纳欠佳，神疲乏力，平素易感冒，舌质淡白，脉细弱。诊断为遗尿（肺脾气虚）。治以补益脾肺，固涩下元。给予推拿加艾灸疗法。

取穴：关元、足三里（双）。

操作方法：先行推拿补脾经，补肺经，揉外劳各100次，每日1次，7次为1个疗程。接着用艾条灸关元、足三里（双），采用温和灸法，每个穴位灸5分钟，每日1次，7次为1个疗程。2个疗程后，患儿母亲诉患儿恢复佳，随访1个月无复发。

按语： 灸法对本病的治疗具有确切疗效。平时勿使患儿白天玩耍过度，要养成按时排尿的习惯，夜间定时唤患儿起床排尿。注意适当增加营养，白天可饮水，晚餐不要进食稀饭、汤水，睡前尽量不要喝水。既要严格要求，又不能打骂责罚，消除紧张心理，积极配合治疗。

第十章 骨伤科

第一节 颈椎病

一、概念

颈椎病是由颈椎间盘与椎间关节退变及其继发病理改变，影响周围组织结构（肌肉、神经根、椎动脉、脊髓、交感神经），并出现相应临床症状的一种疾病。过去认为颈椎病多发于中老年人群，而根据近年流行病学调查显示，颈椎病的发病呈年轻化趋势，青少年群体的发病率正逐年上升，大量中小学生出现颈椎不适症状。这主要是由于随着科技发展，人们的生活以及工作方式已发生转变，低头族、伏案工作人群愈发增多，电子设备的频繁使用也导致颈椎病患病率升高，疾病进展加快。

颈椎病的发病机制是由于关节囊及韧带松弛，造成椎间关系不稳，关节易发生半脱位及创伤，久之出现颈椎骨质增生、颈项韧带钙化，颈椎间盘萎缩退化，骨关节软骨退化，椎间狭窄以及神经组织增生纤维化，内平衡失调，局部无菌性炎症，该部位压迫或影响到邻近的颈脊神经根、颈脊髓、椎动脉、交感神经及其他软组织，导致神经、血管周围的结缔组织挛缩粘连，形成恶性循环。

根据受影响部位的不同，本病可分为颈型、神经根型、椎动脉型、脊髓型、交感神经型、食管压迫型及混合型颈椎病。起初多以肌肉、神经根症状为主要表现，若不能及时得到治疗控制，随着病情发展，将逐渐波及周围组织，诱发其他各型颈椎病，使治疗难度上升。据报道，颈椎病在慢性疼痛病症中流行率和致残率排前五位，约有70%的颈椎病伴有椎动脉缺血，对患者的生活质量有很大影响。其临床症状多种多样，患者常以颈、肩、背、臂部疼痛，伴或不伴上肢或四肢麻木无力、肌肉萎缩、头痛、头晕、耳鸣、行走困难、失眠、心慌等为主诉就诊。严重者可导致瘫痪，甚至危及生命。

二、病因病机

本病属中医"骨痉""项强""痹证""眩晕"等范畴，主要由外感风寒湿邪、久劳外伤、肝肾亏虚所导致。

外感风、寒、湿邪等六淫邪气流注经络关节，可致经络凝滞，肌肉收引，颈部寒湿闭阻，发为痹证。如《素问·痹论》曰："风寒湿三气杂至合而为痹也，其风气胜者为行痹，寒气胜者为痛痹，湿气胜者为着痹。"《诸病源候论》中也记载："邪客关机，则使筋挛"；"邪客足太阳之络，令人肩背拘急也"。风性开泄，易袭阳位；寒主收引，其性凝滞；湿邪重着，易阻气机。颈椎病根据受侵袭外邪类型的不同，可表现出相应的症状。

外伤及劳损会导致颈部气血失和，经脉瘀滞，久之血瘀凝聚，不通则痛。王清任在《医林改错》中提到："血行失度，随损伤之处而停积。"认识到气滞血瘀亦是诱发痹证的一大关键因素。《仙授理伤续断秘方》中记载："劳伤筋骨，最易疼痛。"《素问·宣明五气》中亦提到："久立伤骨，久行伤筋。"都表明长期劳损或者外伤可直接导致颈椎病筋骨肉的损伤，耗伤气血，加重病情。

肝主筋、肾主骨，肝肾同源。人到中年，若气血不足，则筋骨衰退，可致气虚血瘀。长期如此新血不生，不能濡养筋骨致局部脉络空虚，血脉壅滞，不荣则痛。

风、寒、湿三种致病因素并不是独立的，常可互相影响。六淫外邪和外伤虽为外因，但若人体正气不能及时驱邪外出，病邪留恋，久之易伤及人体正气，缠绵难愈。同样若素体虚弱，正气不足，肝肾亏虚，卫阳不固，也更易遭受外感六淫侵袭致病。

三、辨证分型

1. **风寒痹阻** 夜寐露肩或久卧湿地而致颈强脊痛，肩臂酸楚重着，颈部僵硬，活动受限，甚则手臂麻木发冷，遇风寒加重，得温缓解。或伴形寒怕冷，全身酸楚。舌苔薄白或白腻，脉弦紧。

2. **劳伤血瘀** 有外伤史或久坐低头职业者，颈项、肩背疼痛，痛处固定不移，甚则放射至前臂、手指麻木，劳累后加重，颈部僵直或肿胀，活动不利，肩胛冈上下窝及肩峰有压痛，痛感可呈针刺样。舌质紫暗有瘀点，脉涩。

3. **肝肾亏虚** 颈项、肩臂酸软疼痛，四肢麻木乏力，劳累后可加重。伴头晕眼花、耳鸣、腰膝酸软、盗汗、遗精、月经不调。舌红、少苔，脉细弱。

本病尚可根据患者疼痛出现的部位，进行经络辨证。颈部僵硬不舒，活动功能受限，后枕部疼痛，低头时后头痛、后项牵扯感，或见肩背及小手指麻木疼痛，属太阳经病；颈部僵紧疼痛，头部转动活动受限，偏头痛，眩晕，恶心、耳鸣，复视，肩峰区、无名指及中指麻木疼痛，有时手指拘挛，属少阳经病；颈部麻木，活动不适，肩前缺盆部、臂、食指疼痛乏力，仰头时前头痛，头沉重，有时恶心，呕吐及腹部不适，属阳明经病。

四、安全操作

治疗原则为舒筋通络、活血止痛。风寒痹阻型以祛风散寒、温经通络为主，劳伤血瘀型以行气活血、化瘀止痛为主，肝肾亏虚型以补益肝肾、调和气血为主，取穴多以手足三阳经为主。

1. **取穴** 颈椎夹脊穴、风池、天柱、大椎、肩井、肩外俞、肩中俞、巨骨、阿是穴。

2. **辨证加减** 风寒痹阻型配风门、中渚、三间；劳伤血瘀型配膈俞、血海；肝肾亏虚型配肝俞、肾俞、绝骨、太溪。

3. **操作方法** 患者俯卧，充分暴露施灸部位，使用艾条温和灸上述腧穴，对于痛感较为明显的穴位可佐以雀啄灸加强疗效，对于疼痛范围较广的部位可于局部或循经施以回旋灸，一般每穴5~10分钟，以皮肤红晕或局部感觉温热而无灼痛为度。每日1次，10次为1个疗程。

五、病案

案1 张某，男，27岁，2014年9月26日初诊。颈项疼痛伴活动不利反复发作3个月余，加重1天。3个月前患者因吹空调受凉后颈项疼痛，热敷后疼痛有所缓解，后病情反复。昨日患者夜间受凉后颈项疼痛复发，伴左转及后仰活动受限。查体：左侧$C_{4~5}$棘突旁压痛（＋），左侧$C_{3~7}$棘突旁肌肉紧张。舌淡红，苔薄白，脉浮紧。

西医诊断：颈椎病。

中医诊断：项强（风寒痹阻）。

治则：温经散寒。

取穴：颈椎夹脊穴、风池、大椎、肩井、风门、阿是穴。

操作方法：温和灸，每穴5分钟，每日1次。

治疗1次后，患者自述疼痛缓解，颈椎活动度较前改善，颈部肌肉仍有僵硬感。共治疗5次，所有症状消失，颈部活动自如，嘱患者注意日常颈部保暖。

案2 王某，女，公司职员，42岁，2009年3月16日初诊。颈项疼痛伴左上肢麻木4个月，加重1周。患者4个月前因工作劳累出现颈项疼痛，后经自行放松、按摩缓解，未予重视。本周因工作繁多而复发，伴左上肢麻木，时有头晕头痛。颈椎MRI检查示：$C_{4~5}$椎间盘向左突出。查体：臂丛神经牵拉试验左（＋）、右（－）。舌暗红，苔白，脉涩。

西医诊断：颈椎病。

中医诊断：项强（劳伤血瘀）。

治则：温通活血化瘀。

取穴：风池、颈百劳、大椎、肩中俞、膈俞。

操作方法：温和灸，每穴5分钟，每日1次。

治疗5次后，颈项部疼痛明显减轻，左上肢麻木无力减轻，未诉头晕、头痛。共治疗20次，症状完全消失，终止治疗。随访半年未复发。

案3 李某，男，62岁，2011年5月18日初诊。颈部疼痛5年余，加重伴右上肢麻木2个月。患者因伏案工作日久而颈项部酸痛反复发作，2个月前因受寒复发，伴右上肢麻木疼痛，现无恶寒发热感。患者平素腰膝酸软，易外感。查体：颈椎曲度变直，双侧$C_{3~7}$棘突旁压痛（＋），叩顶试验（＋），右侧臂丛神经牵拉试验（＋）。舌红，少苔，脉细弱。

西医诊断：颈椎病。

中医诊断：项强（肝肾亏虚）。

治则：补益肝肾。

取穴：颈椎夹脊穴、风池、大椎、肝俞、肾俞、绝骨。

操作方法：温和灸，每穴5分钟，每日1次。

　　治疗6次后，症状缓解，守方继续治疗。经治疗12次后，颈部不适症状消失，腰膝酸软有所改善，精神面貌佳。嘱患者日常适当参与运动，强身健体。

　　按语： 灸法治疗本病有效缓解局部疼痛、上肢放射性痛或麻木感、头晕等症状。主要通过改善颈部局部血液循环、改善椎动脉血供、解除粘连和痉挛而达到缓解症状的作用。本病容易复发，故在治疗的同时，应避免长期伏案或低头工作，持续工作时间不宜过长，睡眠时枕头的高低要适当。平时应进行适当的功能锻炼，注意颈部保暖，避风寒、寒湿之邪侵袭。

　　除脊髓型颈椎病外，艾灸对颈椎病绝大部分证型均有一定疗效，对脊髓型颈椎病应结合临床，充分考虑患者症状严重程度及病情发展，勿耽误治疗时机。

第二节 肱骨外上髁炎

一、概念

肱骨外上髁炎又称肱骨外髁症候群、肱骨外髁骨膜炎、肱桡关节外侧滑囊炎、网球肘等，是一种由前臂伸肌起点的慢性牵拉损伤，导致的肱骨外上髁局限性疼痛，并影响伸腕和前臂旋转功能为特征的慢性劳损性疾病，为骨科就诊率最高的疾病之一。本病急性损伤较少见，多为慢性劳损所致。

本病发生与所从事职业密切相关，多见于需长期反复用力伸腕、屈肘和旋转前臂活动的人员，如网球、高尔夫球、羽毛球运动员，及木匠、砖瓦工、厨师、长期使用电脑工作者、家庭主妇等。其中多数患者伴有外伤或劳损史，发病无性别差异，以优势上肢患病居多，占70%。

长期过度牵拉是肱骨外上髁炎的主要诱因，前臂伸肌肌腱在抓握时由于过度收缩，使肌肉疲劳、紧张，导致肌肉起点的肌腱变性、退化，最后发生撕裂而造成疼痛。

临床主要表现为肘关节外上部疼痛，伸腕和前臂旋前功能受限，有时疼痛会向前臂外侧放射，利用伸腕动作端提物件时，局部疼痛增剧，可影响日常生活如拧衣、扫地、端壶、倒水等工作。病情较重者，可反复发作，疼痛为持续性，致使全身无力，甚至持物掉落。查体可见外上髁处明显压痛，但一般无红肿。本病若不注意休养或及时治疗，易反复发作，甚至缠绵难愈。

二、病因病机

肱骨外上髁炎属于中医学中"伤筋""肘劳""肘痛""筋痹""臂痹"等范畴。《素问·长刺节论》曰："病在筋，筋挛节痛，不可以行，名曰筋痹。"《仙授理伤续断秘方》中记载："手足久损，筋骨差交，举动不能。"本病可由久劳外伤、寒湿外袭、肝肾两亏导致。

本病基本病机与颈椎病相似，为筋脉不通，气血痹阻，无外乎正虚与邪实两个方面。主要由肘关节长期劳损，以致气血劳伤，肌肉筋脉失于濡养，不荣则痛；或外感风寒湿邪积聚关节，致使局部气血凝滞，经脉失和，络脉痰阻，不通则痛而发为本病。病位在肘部手三阳经，尤其以阳明经为主。

三、辨证分型

1. **寒湿外袭**　肘部漫痛，酸痛麻木，得温痛减，遇劳加重，不能旋臂，屈伸不利，提物困难。苔薄白，脉弦紧或浮缓。

2. **气血瘀阻**　有骤然挥臂或绞拧衣物史，痛如锥刺，向前臂及腕部放射，持物困难或握物无力。苔薄白，脉弦紧。

3. **肝肾两亏**　起病时间较长，肘部酸痛反复发作，昼轻夜重，持物无力，喜按喜揉，伴头晕目眩耳鸣，腰酸膝软。舌红少苔，脉细弱。

四、安全操作

以疏经通络、活血祛瘀、行气止痛为治则，寒湿外袭以温经散寒为主；气血瘀滞以活血化瘀为主；肝肾亏虚以补益肝肾为主。选穴以手阳明大肠经穴为主。

1. **取穴**　阿是穴、曲池、手三里、肘髎。

2. **辨证加减**　寒湿外袭配外关；气血瘀滞配合谷；肝肾不足配太溪。

3. **操作方法**　患者取坐位或仰卧位，充分暴露施灸部位，使用艾条温和灸上述腧穴，以阿是穴为治疗重点，并兼顾前臂循经络酸痛部位予以回旋灸。以灸部有温热感而无灼为宜，一般每处灸5~7分钟，至皮肤红晕为度，每日1次，15日为1个疗程。

五、病案

案1　陈某，男，49岁，2013年1月5日初诊。右手肘活动异常3天，患者自诉3天前在冷库搬运结束后发觉右手肘活动异常，伴右上肢麻木无力，畏寒，无发热胸闷，无颈肩疼痛等不适症状，二便调。X线检查示：肘关节无明显异常。舌红，苔薄白，脉浮。

西医诊断：肱骨外上髁炎。

中医诊断：肘劳（风寒外袭）。

治则：祛风散寒，温经通络。

取穴：阿是穴、曲池、手三里。

治法：先于各穴施以温和灸，后于前臂做回旋灸。每穴10分钟，前3天，每日治疗1次，后隔日治疗1次。

经两次治疗后，患者局部疼痛缓解，但仍有麻木感。经治疗7次后，患者手肘活动基本无异常。

案2　王某，女，67岁，环卫工人，2013年10月15日初诊。右肘部活动不利3月余，患者自诉3个月前在长久劳作后出现右肘部活动不利，未予重视，曾经作中药外敷，效果不佳。现右肘部活动无力，手握力受影响，伴全身乏力、胸闷气短、腰部酸软、纳欠佳、面色晦暗。X线检查示：肘关节退行性改变。面色少红，舌淡苔少，脉弱。

西医诊断：肱骨外上髁炎。

中医诊断：肘劳（肝肾两亏，气血虚弱）。

治则：补益肝肾，益气养血。

取穴：阿是穴、曲池、神阙、足三里、血海。

治法：温和灸，阿是穴灸10分钟，其余每穴5分钟，隔日1次。

治疗7次后疼痛及压痛逐渐消失，右手握力恢复正常。共治疗14次后，整体症状缓解，面色转润。嘱患者注意营养，忌过度劳作，随访1年无复发。

案3　张某，女，40岁，2008年9月16日初诊。右肘关节疼痛反复发作2年余，加重1个月。患者肘部疼痛可忍受且能自行缓解。1个月前绞拧衣物时右肘关节疼痛加重，且向前臂放射。扫地、梳头时疼痛加重，持物困难。查体：右侧肱骨外上髁压痛明显，桡侧腕伸肌附着处前下方压痛（+），可触及条索状物，Mills试验（+）。舌淡红，苔薄白，脉紧。

西医诊断：肱骨外上髁炎。

中医诊断：肘劳（气血瘀阻）。

治则：活血化瘀，行气止痛。

取穴：曲池、肘髎、手三里、合谷、阿是穴。

治法：以阿是穴为重点温和灸，沿前臂循经酸痛部位回旋灸，每穴5分钟，每日1次。

治疗5次，局部疼痛缓解，可持物。治疗15次，症状消失，终止治疗。

按语：灸法是治疗肱骨外上髁炎的最有效的方法之一，通过局部的刺激，加强血液循环，扩张周围小血管，促进炎症和血肿的吸收，缓解软组织痉挛，达到减轻和消除无菌性炎症，消肿止痛的作用。

治疗期间应注意休息，减少患侧前臂旋前、腕关节屈伸的活动，尽量避免提拿重物，以便于炎症的早日吸收。灸法治愈后仍需注意养护，局部注意保暖，避免再次劳伤，否则极易复发。

第三节 强直性脊柱炎

一、概念

强直性脊柱炎是一种结缔组织疾病，主要侵犯骶髂关节、脊柱关节、椎旁软组织及外周关节，疾病后期可导致脊柱后凸畸形（腰前凸减小甚至变为后凸，胸腰段后凸，颈胸段后凸），部分患者伴有髋关节强直，严重影响患者平视、平卧、行走等功能，脊柱后凸严重时会导致消化及呼吸功能受损，降低患者生活质量。人们3000年前对其病理变化就有所认识，之后其一直被视为类风湿关节炎的一部分，因而有"类风湿性脊柱炎病"畸形性脊柱炎。等称谓，直到20世纪30年代，学界才认识到这是一种独立的疾病。

本病在我国的患病率约为0.3%，男女之比为2∶1～3∶1，且相较于女性患者，男性患者的结构改变更多，可见竹节样脊柱。强直性脊柱炎的发病年龄通常在13~31岁，高峰发病年龄为20~30岁，45岁以上发病的患者不到5%，8岁以前发病者少见。在强直性脊柱炎患者中，有体力劳动史和吸烟史的患者，其功能限制比受教育程度较高和有家族史的患者更大。

强直性脊柱炎起病相对隐匿，初期以下腰部疼痛和晨僵为主要症状，疼痛位置多集中在骶髂关节附近。晨僵持续时间多与病情轻重相关，可持续数分钟至数小时不等，活动后可缓解。随病情发展，病变可向脊柱上方蔓延，出现胸椎后凸和颈椎病变，严重的可出现驼背畸形。

本病致残率高，且目前尚无根治的药物和方法，因此本病的治疗是一大难题。艾灸作为一种中医学治疗手段，在许多疑难疾病的治疗上，体现出良好的疗效及优势，多年来已被大量应用于强直性脊柱炎的临床治疗。

二、病因病机

本病属中医"大偻""肾痹""背偻""脊强"病症范畴。基本病机是肾虚督空。内因为先天禀赋不足，素体虚弱，肾中所藏先天之精匮乏；外因为感受风、寒、湿、热，若病久不愈，则常有痰瘀互结，阻滞于经络、筋脉、骨节，损伤督脉，督肾两虚，而致腰痛及背，进而形成脊柱伛偻，使病情日趋顽固。《难经·二十九难》云："督之为病，脊强而厥"，"督脉循脊而行于身后，为阳脉之总督"。《素问·骨空论》云："督脉为病，脊强反折，腰痛不可转摇。"因而本病与肾和督脉密切相关，其病位在脊柱，在脏与肾、肝、脾有关。

本病的性质是本虚标实，以肝肾亏损、气血不足为本，寒邪凝滞、痰瘀阻络为标。本病起病缓慢，多呈隐匿性，总的病势是风寒湿热乘虚而入，痹阻经脉，久留不去，痰瘀乃生，交结深伏，伤筋败骨，终致脊柱强直、弯曲，残废畸形。

三、辨证分型

1.寒湿闭阻 腰髋冷痛，脊柱强硬甚至弯曲变形，腰膝酸软，活动受限，甚至驼背。畏寒喜暖，天阴加重，小便频多。舌质淡，苔白腻，脉沉细或弦紧。

2.湿热闭阻 腰髋关节疼痛，脊柱强直甚至弯曲、变形、活动受限，腰膝酸软，甚至尻以代踵、脊以代头，或见五心烦热，时有发热，口干咽燥。舌红，少苔或苔黄腻，脉沉细数。

3.痰瘀闭阻 腰脊疼痛，颈项强直，活动受限，咳嗽痛甚，甚至驼背弯腰。舌暗有瘀斑，苔腻，脉沉细滑或沉细涩。

4.气血亏虚 腰脊疼痛，僵硬变形，动则加剧，活动受限，乏力头晕，心悸气短，面色少华。舌淡，苔腻，脉沉细涩。

四、安全操作

治疗原则为补气填精、化痰祛瘀。寒湿型以温经散寒除湿为主，湿热型以清热利湿为主，痰瘀型以化痰逐瘀为主，气虚型以补气强督为主。取穴以脊柱及两侧夹脊穴、足太阳膀胱经穴为主。

1.取穴 大椎、身柱、命门、腰阳关、华佗夹脊穴。

2.辨证加减 寒湿型配肾俞、脾俞；痰瘀型配丰隆、膈俞；气虚型配足三里、脾俞。湿热型一般不灸。

3.操作方法 以督脉及膀胱经经穴为主，大面积施灸。用艾条在腰部、背部腧穴温和灸或回旋灸。每次施灸30分钟，每日1~2次，1个月为1个疗程。

五、病案

案1 钱某，男，28岁，2007年8月16日初诊。腰背疼痛2年余，加重3个月。2年前患者出现腰背疼痛，晨起时腰背僵硬，活动后稍缓解，髋关节X线检查示：双侧骶髂关节炎轻微异常（Ⅱ级）。基因检测：HLA–B27（＋），诊断为强直性脊柱炎，口服柳氮磺胺吡啶片。3个月前患者腰背部疼痛加剧，遇冷后痛剧。舌淡红，苔薄白，脉弦紧。

西医诊断：强直性脊柱炎。

中医诊断：大偻（寒湿闭阻）。

治则：温经散寒除湿。

取穴：大椎、身柱、命门、腰阳关、华佗夹脊穴、肾俞、脾俞。

治法：温和灸，每穴5分钟，于夹脊穴处回旋灸15分钟，每日1次，30次一疗程。

经治疗10次，疼痛缓解。治疗1个疗程后，疼痛和晨起僵硬缓解，受冷后疼痛缓解。嘱患者不适随诊，并加强身体锻炼。

案2 邓某，男，27岁，2010年8月5日初诊。双侧髋部疼痛5年，加重1个月。患者自诉5年前在无明显诱因下出现双髋部疼痛，未予重视。近1个月加重，疼痛逐渐向腰背段蔓延，酸软麻木，活动轻微受限，反复发作，遇劳更甚。X线检查示：脊椎强直变形。血常规：红细胞沉降率98mm/h。舌暗，苔薄白，脉弱。

西医诊断：强直性脊柱炎。

中医诊断：大偻（气血亏虚）。

治则：益气养血，舒筋通络。

取穴：大椎、华佗夹脊穴、脾俞、腰阳关、秩边、委中。

治法：温和灸，每穴5分钟，于夹脊穴处回旋灸15分钟，隔日1次。

治疗5次后，患者自诉髋部疼痛明显好转，然时反复发作。后患者因事出差，间隔1个月后复诊，疼痛复发，但整体症状较初诊时减轻，守方治疗23次，诸症消失。

　　按语：本病发病年龄越小，致残率越高；治疗越早，效果越好。因此早期发现、早期治疗对控制病情至关重要。灸法可温通督脉、强壮真元，鼓动气血流畅，故有较好疗效。

　　其他灸法如铺灸、隔物灸、药艾条灸也有较好的疗效，可酌情使用，根据患者体质，调整灸量。

第四节 腰椎间盘突出症

一、概念

腰椎间盘突出症，是在腰椎间盘发生退行性变之后，在外力的作用下纤维环破裂髓核突出刺激或压迫神经根、血管、脊髓等组织所引起的腰痛，常伴有下肢放射性疼痛为主要症状的一种疾病。

二、病因病机

中医根据其主要的临床表现，将之归属于"腰背痛"等范畴，有"腰腿痛""痹证""腰痛"等病名相对应。腰痛与督脉、足太阳膀胱经和足少阴肾经及经筋有密切的关系。督脉贯脊行于腰背，足太阳膀胱经夹脊行于腰背，足少阴经贯脊属肾，且腰为肾之府。六淫之邪客于经络，或气血痰浊淤滞经络，或肾虚或外伤均可导致腰痛。

在腰椎间盘突出症的治疗中，针灸是一项重要的治疗方法与途径，虽无回纳髓核之功，但有调肝养肾、舒筋活血、通络止痛之效，也为纤维环的修复创造了条件。其中灸法在本病治疗中的运用也在不断地探索和实践。

三、辨证分型

1.**寒湿痹阻** 腰部冷痛重着，僵硬发板感，转侧不利，或痛连骶髋及下肢腿部，得热痛减，遇阴寒及气候变化加剧。舌淡红，苔白腻，脉沉紧或沉缓。

2.**气滞血瘀** 多有陈伤劳损史，腰腿部僵直酸痛，俯仰不利，痛有定处，或刺痛，劳累后加剧；新伤剧痛，不能俯仰转侧，行走不便，痛处拒按。舌紫暗或舌底静脉怒张，苔薄，脉弦或沉涩。

3.**肾精亏虚** 腰腿酸痛、隐痛，反复发作，腰肌无力，静卧减轻，劳累更甚。偏阳虚者腰冷肢凉，舌淡，脉沉细滑；偏阴虚者伴头晕耳鸣，心烦失眠，手足心热。舌红，脉细数。

四、安全操作

治疗原则为疏经通络。寒湿痹阻型以散寒除湿为主,气滞血瘀型以活血化瘀为主,肾精亏虚型以强健腰脊为主。取穴以局部腧穴为主,多取督脉、足太阳膀胱经及足少阳经穴。

1.取穴 阿是穴、肾俞、大肠俞、腰夹脊。

2.辨证加减 寒湿痹阻型加气海俞、阳陵泉、大椎等;气滞血瘀型加膈俞、气海俞、绝骨等;肾精亏虚型加命门、关元、气海、太溪等。

3.操作方法 患者取俯卧位,暴露腰部,若患者腰部有贴敷膏药等应当去除,保持局部干净。每次选4~6个穴位,每穴每次施灸10~30分钟。医者位于患者身旁,将艾条一端点燃,手持另一端,以艾条在穴位上温和灸或回旋灸,特别疼痛部位可以施以雀啄灸。医者在施灸过程中应当保持艾条的正常燃烧,燃烧的一端及时清除艾灰,避免掉落烫伤患者。医者可以在施灸部位放以食指和中指,两指分开,将穴位定位于两指之间,一方面是固定穴位,另一方面可以感受施灸的温度,避免温度过高。同时,施灸的动作应当温和,回旋灸及雀啄灸应速度均匀,频率得当,避免时快时慢,充分保持每个穴位的灸量,使局部皮肤潮红为度。温和灸应当保持适当距离,艾条点燃的一端应距患者皮肤2~3cm,使患者可以耐受、舒适为度。治疗当以每日1次,10次为1个疗程。灸后2小时内切勿洗澡,注意患部防寒保暖。

五、病案

患者,男,70岁,于2020年12月16日就诊。主诉:腰痛10年,加重7天。患者10年前因劳累后出现腰部疼痛,CT检查示:$L_{4~5}$椎间盘突出,行小针刀疗法后有所缓解。近7天患者腰部疼痛加重,伴下肢麻木,喜揉喜按,遇劳加重,精神萎靡,面色㿠白,手足不温,舌淡,脉沉细无力。

西医诊断:腰椎间盘突出症。

中医诊断:腰痛(肾阳虚)。

治则:补肾壮阳,温煦筋脉。

治法:

(1)取穴:肾俞、大肠俞、命门、关元俞、阿是穴。

（2）操作方法：医者双手持点燃的艾条悬灸肾俞、大肠俞、命门、关元俞、阿是穴，每个穴位灸15分钟，至皮肤有温热感、红晕而无灼痛为宜。每日1次，连续灸7天为1个疗程；2个疗程后患者腰部疼痛、下肢麻木症状较前明显好转。

按语： 患者年老体弱，肾阳虚衰，腰部失于濡养、温煦。在肾俞、大肠俞、命门、关元俞等穴位上悬灸，能温通经脉、疏导局部经筋络脉气血，达到止痛的目的。

第五节　坐骨神经痛

一、概念

坐骨神经痛是指由坐骨神经本身病变或其周围相关结构病变引起的坐骨神经通路及其分布区域的疼痛，是一种疼痛症候群，而并非独立的疾病。临床主要表现为放射性腰腿痛，疼痛往往从一侧腰部或腰骶部向臀部、大腿后侧、腘窝、小腿后外侧及足背外侧放射；疼痛性质多样，如持续性钝痛、牵涉痛或刀割样痛，可有剧痛发作，程度轻重不一，可因咳嗽、喷嚏等腹压增高而诱发或加重；在腰部脊柱旁、坐骨孔、臀线中点、腘窝中央、外踝窝等处常有明显压痛或肌痉挛。临床上按病损部位分为根性、干性和丛性坐骨神经痛；按病因可分为原发性和继发性两类，以继发性多见。原发性坐骨神经痛，即坐骨神经炎，好发于青年人，男多于女；继发性坐骨神经痛，最常继发于腰椎间盘突出症，是其重要的临床表现。

二、病因病机

坐骨神经痛属于中医"腰腿痛""腰股痛""痹证"等范畴，本病的发生，无外乎感受外邪、内有不足、跌仆损伤三宗所致。①感受外邪主要是感受寒湿或暑热之邪。如居处潮湿，或涉水冒雨、衣着湿冷、不避寒露。寒性收凝，湿多阻滞，痹阻于经络，筋脉挛急而痛。或夏日感受暑湿，或寒湿蕴积，郁而化热，流注膀胱经而发腿痛。②内有不足或见于先天不足，或劳累太过，或年老体衰，以致肾精亏虚。腰为肾之府，腿为腰之柱。肾有不足，经脉失养；正气先虚，邪易进犯。故而腰腿痛缠绵，反复发作。③跌仆外伤或体位不良，用力不慎，屏气闪挫，致腰腿经筋脉络损伤，气血阻滞而发腰腿痛。

艾灸治疗本病具有独特优势，以其能有效缓解症状而被广泛应用。

三、辨证分型

1. **寒湿痹阻**　症见腰、臀、腿放射性疼痛，伸展不利，局部有冷感，平素畏寒；常因天气变化或受寒淋雨而诱发或加重。舌淡红，苔薄白，脉沉弦。

2. 湿热袭络　疼痛剧烈，呈阵发性，沿下肢后外侧放射，重着灼热，步履困难，不能转侧，伴有口干苦，尿黄。舌质红，苔黄或腻，脉滑数。

3. 气血阻滞　多有外伤或腰部损伤史，表现为刺痛，日轻夜重，活动后加重，常持续不解，反复发作。舌质隐青或有瘀斑，脉弦涩或细数。

4. 肾气亏虚　腰臀部放射性疼痛，腰膝酸软，不能久立或久行，腰及下肢常有冷感，精神不振，气短乏力。舌质淡，苔薄白，脉沉细。

四、安全操作

温经散寒、通络止痛为治则。寒湿痹阻型以散寒除湿为主，湿热袭络型以清热除湿为主，气血阻滞型以行气活血为主，肾气亏虚型以补益肾气为主。选穴以局部阿是穴或足太阳、足少阳经穴为主。

1.取穴　阿是穴、跗阳、肾俞、大肠俞、腰椎夹脊、环跳、承扶、委中、承山。

2.辨证加减　寒湿痹阻型加气海俞、阳陵泉、大椎等；气血阻滞型加膈俞、气海俞、绝骨等；肾气亏虚型加命门、关元、气海、太溪等。

3.操作方法　咐患者取俯卧位，暴露患部或痛点，当以腰部穴位及脊柱为主，若患者局部有贴敷膏药等应当去除，保持局部干净。医者位于患者身旁一侧，将艾条一端点燃，手持另一端，以艾条悬于穴位上方温和灸或回旋灸，特别疼痛部位可以施以雀啄灸，但本病临床常用温和灸。医者在施灸过程中应当保持艾条的正常燃烧，燃烧的一端及时清除艾灰，避免掉落烫伤患者。灸条常与施灸部位垂直，以保持艾条燃烧均匀，若艾条不垂直患部，应适时旋转艾条医者可以在施灸部位放以食指和中指，两指分开，将穴位定位两指之间，一方面是固定穴位，另一方面可以感受施灸的温度，避免温度过高。施灸的动作应当温和，回旋灸及雀啄灸应速度均匀，频率得当，避免时快时慢，充分保持每个穴位的灸量，使局部皮肤潮红为度。温和灸应当保持适当距离，艾条点燃的一端应距患者皮肤2~3cm，使患者可以耐受、舒适为度，并保持施施灸姿势固定，避免摇晃。每次30~45分钟，每日1次，1个月为1个疗程。灸后2小时内切勿洗澡，注意局部防寒。

五、病案

患者张某，男，52岁，患坐骨神经痛2年余，经各方法治疗不佳。近日天气寒冷多雨，疼痛加重，腰臀部放射性疼痛，行走不利，局部有冷感，直腿抬高试验（＋）。治以驱寒除湿，温通经脉，选阿是穴、肾俞、大肠俞、腰椎夹脊、环跳、阳陵泉等处施以悬灸每次30~45分钟，每日1次，1个月为1个疗程。治疗10次后痛感明显减轻，27次后痛感消失，行走如常，体征正常。

按语：本病在急性期宜卧硬板床，并以卧床休息为主，有助于缓解病情。待病情好转后再进行适当的活动。应注意保暖防寒。灸法治疗有良好的疗效，对各种原因引起的坐骨神经痛都有改善血液循环、解除肌肉痉挛、控制炎症、缓解疼痛、促进功能恢复等作用。

第六节 慢性腰肌劳损

一、概念

慢性腰肌劳损是腰部肌肉、韧带、筋膜、关节滑膜等软组织慢性损伤的一类疾病，临床上以腰部及腰骶部的慢性疼痛、休息可缓解过劳后加重、常有固定压痛点为主要表现。由于本病的病因有复杂性和多重性的特点，临床上将表现相对集中、病理改变类似的症状分化为另外具体的病名，如肌筋膜纤维织炎、第三腰椎横突综合征、脊椎关节突间关节滑膜炎、棘上和棘间韧带损伤等等，其实质均属软组织慢性损伤性腰痛的范畴。中医学中此病有较多的记载，有"腰痛""肾着""腰背痛"等称谓。

本病的治疗强调自我生活方式的改变、丰富日常活动、纠正单一姿势。针灸因其能有效缓解疼痛、改善肌紧张，在腰肌劳损治疗中有重要价值，其中灸法亦得到广泛的应用。

二、病因病机

中医学对本病早有认识，其发病归因于积劳成损，肾精亏虚，腰府不充，或外感风寒、湿邪侵袭，留滞经脉肌肉，以致筋脉不和，肌肉筋膜拘挛，经络阻闭，气血运行障碍，而致慢性腰痛。

三、辨证分型

1.**寒湿** 腰部冷痛重着，活动不利，每因天气变化或感寒而诱发。痛处喜温，体倦乏力，肢末欠温，食少腹胀。舌淡体大，苔白腻而润，脉沉紧或沉迟。

2.**湿热** 腰髋疼痛，牵掣拘急，痛处伴有热感，每于热天或活动后加剧，口渴不欲饮，尿色赤黄。舌红，苔黄腻，脉濡数。

3.**瘀血** 痛处固定，或胀痛不适，或痛如锥刺，活动不利，甚至不能转侧，痛处拒按，常持续不解，反复发作。舌质隐青或有瘀斑，脉弦涩或细数。

4.**肾虚** 腰痛以酸胀为主，喜揉喜按，腿膝无力，遇劳更甚，卧则稍减。偏阳虚者，则面色发白，手足不温，少气乏力，舌淡，脉沉细；偏阴虚者，则心烦不眠，口干咽燥，面色潮红，手足心热。舌红，少苔，脉象细数。

四、安全操作

疏经通络，行气止痛为治则。寒湿型以散寒除湿为主，湿热型以清热除湿为主，瘀血型以活血化瘀为主，肾虚型以温肾补虚为主。取穴以阿是穴和督脉、足太阳膀胱经穴为主。

1.**取穴** 肾俞、志室、腰阳关、腰夹脊、阿是穴、腰俞、八髎。

2.**辨证加减** 寒湿型配大肠俞、气海俞、阳陵泉、大椎、委中等；瘀血型配膈俞、气海俞、绝骨、委中等；肾虚型配命门、关元、气海、太溪、涌泉等。

3.**操作** 患者取俯卧位，暴露腰部，若患者腰部有贴敷膏药等应当去除，保持局部干净。每次选4~6个穴位，每穴每次施灸10~30分钟。医者位于患者身旁，将艾条一端点燃，手持另一端，以艾条在穴位上温和灸或回旋灸，疼痛部位可以施以雀啄灸。医者在施灸过程中应当保持艾条的正常燃烧，燃烧的一端及时清除艾灰，避免掉落烫伤患者。医者可以在施灸部位放以食指和中指，两指分开，将穴位定位两指之间，一方面是固定穴位，另一方面可以感受施灸的温度，避免温度过高。同时，施灸的动作应当温和，回旋灸及雀啄灸应速度均匀，频率得当，避免时快时慢，充分保持每个穴位的灸量，使局部皮肤潮红为度。温和灸应当保持适当距离，艾条点燃的一端应距患者皮肤2~3cm，使患者可以耐受、舒适为度。治疗当以每日1次，10次为1个疗程。灸后2小时内切勿洗澡，注意患部防寒保暖。

五、病案

张某，男，41岁，司机，因腰部酸痛半年余，近日倍感疲惫，腰痛加重来治疗。查体：$L_{4~5}$及脊柱两侧压痛明显，俯卧背伸试验及直腿抬高试验（－），影像学检查未见明显异常。精神欠佳，面色疲惫，形体适中，纳可，大便正常，小便次数偏多，舌淡苔薄脉弱。诊断为腰痹，辨证为肾虚证。选关元、气海、太溪、涌泉、肾俞、腰俞、命门、腰夹脊、阿是穴等处施以悬灸，每次选4~6个穴位，每穴每次施灸15分钟。以艾条在穴位上温和灸或回旋灸，使局部皮肤潮红为度。隔日1次，10次为1个疗程。治疗4次后疼痛缓解，16次后疼痛消失，2个疗程后精神气色佳，腰部无不适感。

按语： 不少他病被误作腰肌劳损治疗，结果贻害，临床需注意甄别。本病灸法治疗的同时患者应注意纠正不良姿势，加强腰背肌的锻炼，另可配合补肾滋养的药食，壮肾强腰，也有利于本病的恢复。

第七节 膝骨关节炎

一、概念

膝骨关节炎是指膝关节关节面软骨发生原发性或继发性退变及结构紊乱，伴随软骨下骨质增生、软骨剥脱，从而使关节逐渐破坏、畸形，最终发生膝关节功能障碍的一种退行性疾病，属于骨性关节炎的一种。其主要临床表现为缓慢发生发展的关节疼痛、僵硬、压痛、捻发音、肿大且伴有功能活动受限等。病情逐渐发展可产生骨缘增大，出现内翻或外翻畸形。

本病属中医"痹病""骨痹"等范畴，其病因病机主要为肝、脾、肾亏虚，风、寒、湿邪外袭，客于局部，经络不通所致，证属本虚标实、本痿标痹。

二、病因病机

本病根据临床表现属中医"痹病""骨痹"等范畴。中医认为，本病是因慢性劳损、受寒所致；或素体虚弱，腠理疏松，营卫不固，外邪乘虚而入；或居处潮湿，冒寒涉水；或劳累之后，汗出当风，以致风寒湿邪侵袭人体，注于经络，留于关节，气血痹阻，发为风寒湿痹。或素体阳盛或阴虚有热，复感风寒湿邪，郁久化热；或感受热邪，留注关节，出现关节红肿热痛，或发热，发为热痹。当人体肌表、关节、经络遭受风寒湿侵袭，或因劳损、外伤因素，致膝关节局部气机阻滞，血行不畅而引起骨、肌肉或关节处疼痛、酸楚、麻木，乃至关节肿胀、屈伸不利。或因年老体弱，肝肾亏损、气血不足而致。老年人素体气虚无力推动循环造成血瘀，膝关节受累后易使瘀血凝聚，瘀阻经脉而使气血运行不畅，"不通则痛"。

三、辨证分型

1.风寒湿痹 关节疼痛、屈伸不利，为风寒湿痹的共同症状。其中疼痛呈游走不定，痛无定处，关节屈伸不利，或见恶寒发热，苔薄白，脉浮者为行痹；疼痛较剧，痛有定处，遇寒痛增，得热则减，关节不可屈伸，局部皮色不红，触之不热，苔薄白，脉弦紧者为痛痹；关节疼痛不移，酸痛或有肿胀，肌肤麻木不仁，阴雨寒冷每可促其发作，苔白腻，脉濡缓者为着痹（湿痹）。

2.热痹 关节疼痛，局部灼热红肿，痛不可触，关节活动不利，可累及1个或多个关节，伴有发热恶风，口渴烦闷。苔黄燥，脉滑数。

四、安全操作

治疗原则为活血化瘀通络。风寒湿痹以祛风、散寒、除湿为主，热痹以清热通络为主。选穴多以局部腧穴为主。

1. **取穴** 阿是穴、犊鼻、内膝眼、梁丘、血海、大椎。

2. **辨证加减** 风胜者加风市、风府；寒湿胜者加足三里等。

3. **操作方法** 患者取仰卧位或坐位，暴露膝盖，小腿和大腿可以搭盖毛巾以免烫伤。每次选4~6个穴位，每穴每次施灸10~30分钟。医者位于患者身旁，将艾条一端点燃，手持另一端，以艾条在穴位上温和灸或回旋灸，疼痛明显的部位可以施以雀啄灸。医者在施灸过程中应当保持艾条的正常燃烧，燃烧的一端及时清除艾灰，避免掉落烫伤患者。施灸的动作应当温和，回旋灸及雀啄灸应速度均匀，频率得当，避免时快时慢，充分保持每个穴位的灸量，使局部皮肤潮红为度。温和灸应当保持适当距离，艾条点燃的一端应距患者皮肤10~20cm，使患者可以耐受、舒适为度。治疗当以每日1次，10次为1个疗程。灸后2小时内切勿洗澡，注意膝部防寒保暖。

五、病案

张某，女，63岁，退休多年。主诉：双侧膝关节疼痛1月余，伴有膝部怕冷。病史：平日喜欢散步，每天坚持走上万步，自述2个月前双膝感觉疼痛怕冷，休息后缓解，1个月前因抱孙子劳累后，膝盖疼痛加剧，走路及上下楼梯痛感明显，休息后不能缓解。实验室检查：红细胞沉降率17mm/h，类风湿因子（－），C–反应蛋白7mg/L。双侧膝关节X线检查示：双膝关节间隙轻度变窄，髌骨后上缘见轻度唇样骨质增生改变。

西医诊断：膝骨关节炎。

中医诊断：骨痹（寒凝血瘀，风寒湿痹）。

治则：温经散寒，通络止痛。

治疗取穴：阿是穴、犊鼻、内膝眼、梁丘、血海、关元。

治法：以温和灸为主，辅以回旋灸和雀啄灸。每穴每次施灸10分钟，每日1次，10次为1个疗程。1个疗程后，患者双膝疼痛减轻许多，怕冷症状也有所好转。持续治疗15次后，膝关节疼痛感消失。

按语： 艾灸治疗可使膝骨关节炎受益，治疗时嘱患者控制体重，肥胖使身体关节受累，加速关节间软组织的磨损引发骨关节炎。要适当参加体育锻炼，强肌健骨，但要避免运动过量引起关节的损伤。此外坐时要注意姿势，防止过度疲劳，避免让关节长期经受压力。

第八节　踝关节扭伤

一、概念

踝关节扭伤主要指踝关节韧带损伤，多由于在不平整道路上行走，或上下楼梯、骑车时不慎跌倒，从而使踝关节过度内翻或外翻所致。其中，以踝关节过度内翻致使外踝部外侧韧带损伤较为常见。

二、病因病机

本病属中医学"伤筋"范畴。《素闻·阴阳应象大论》言："气伤肿，形伤痛。"故损伤早期主要症状表现为肿胀、疼痛。气为血之帅，血为气之母，气行血，血载气，脉络受损，血溢脉外，积于皮下，是为瘀血，瘀血阻滞脉络，致气行不畅，郁滞不通，不通则痛；血行不畅，瘀滞不通，结于局部则为肿胀。故本病辨证属气滞血瘀，主要以活血化瘀，消肿止痛，舒筋活络为治疗原则。初发是由于各种外力导致经脉受损，血液流出脉外，形成瘀血，瘀血阻络，气血不畅，不通则痛，从而引起局部疼痛及功能障碍。病情久延不愈或失治及反复发作，则引起经脉气血长期不足，局部组织失养，加之外邪侵袭，风邪袭肌或寒湿淫筋，以致气血流通受阻而可能发生"痹证"。

三、辨证分型

1.**新伤**　外踝局部肿胀明显，皮肤紫暗、充血，局部疼痛较甚，伴踝关节屈伸不利。舌质淡红，脉弦。

2.**陈伤**　外踝局部肿胀不明显，局部不肿或微肿，疼痛轻微，仅踝关节活动时感觉牵掣。舌淡红，脉滑或涩。

四、安全操作

治疗原则为活血化瘀，疏通经络。选穴多取局部穴位与阿是穴为主。

1.**取穴** 阿是穴、昆仑、太溪。

2.**辨证加减** 新伤一般可在发病24~48小时后施灸，陈伤配足三里、解溪。

3.**操作方法** 患者取俯卧位，充分暴露患侧踝部，小腿搭盖毛巾以免烫伤。每次选2~3个穴位，每穴每次施灸10~30分钟。医者位于患者身旁，将艾条一端点燃，手持另一端，以艾条在穴位上温和灸或回旋灸，疼痛明显的部位可以施以雀啄灸。医者在施灸过程中应当保持艾条的正常燃烧，燃烧的一端及时清除艾灰，避免掉落烫伤患者。施灸的动作应当温和，回旋灸及雀啄灸应速度均匀，频率得当，避免时快时慢，充分保持每个穴位的灸量，使患者局部有温热感而无灼痛为宜。温和灸应当保持适当距离，艾条点燃的一端应距患者皮肤2~10cm，使患者可以耐受、舒适、局部皮肤呈红晕为度。治疗当以每日1次，灸治5次为1个疗程，每个疗程间隔2日。灸后2小时内切勿洗澡，注意膝部防寒保暖。

五、其他灸法

1.隔药灸

取穴：阿是穴、解溪、丘墟。

操作方法：以附子饼或生姜片，用针穿刺数孔，上置艾炷灸之。当患者感觉灼痛时，可将附子饼或生姜片略微抬起，稍后再放下，待艾炷燃尽后再换1炷。施灸15~20分钟，以局部皮肤呈红晕为度。每日1次，灸治6次为1个疗程，每个疗程间隔1日。

2.温针灸

取穴：阿是穴、三阴交、阳陵泉。

操作方法：以阿是穴为主，进针得气后用捻转泻法。然后酌情选用1~2个配穴。得气后，针柄上插入1.5~2.0cm的艾条，将艾条点燃进行温针，待艾条燃尽后取针，每日1次，6日为1个疗程，每个疗程间隔1日。

六、病案

某男，27岁，打篮球时左脚踝扭伤，随即制动并以冰水冷敷。至某医院行X线检查，排除骨折，诊为伤筋（新伤）。予以冰袋加压包扎处理，嘱夜间抬高患肢。次日，悬灸足背青紫处 10分钟，雀啄灸申脉、照海、解溪、商丘、昆仑、悬钟、阳陵泉、三阴交，每穴2~3分钟。灸毕，患者诉脚踝暖和，自觉疼痛减轻，观之跖屈背伸幅度略有增加。

按语：灸法治疗通过局部的刺激，疏通郁闭的经脉，改善患处血液循环，加速其新陈代谢，从而促使踝关节功能的恢复。本病宜及早治疗，以使断裂的纤维韧带复位，防止粘连，治疗后应将患足固定，避免站立和行走，以加速组织修复，缩短疗程。24小时以内，用冷敷以加强止血作用，24小时以后用热敷以活血化瘀。休息时宜抬高患肢。若韧带断裂，则应由外科处理。

参考文献

［1］赵敏，李晗，吴焕淦，等.如何提高艾条悬起灸的临床疗效［J］.世界中医药，2016，11（12）：2539-2542，2546.

［2］李晗，吴焕淦，吴人照，等.雀啄灸的源流与展望［J］.世界中医药，2016，1（12）：2521-2524.

［3］吴焕淦，刘慧荣，马晓芃，等.灸法学［M］.上海：上海科学技术出版社，2016.

［4］钮韵铎.金针再传［M］.北京：中国中医药出版社，2014.

［5］周仲瑛.中医内科学［M］.北京：中国中医药出版社，2007.

［6］葛均波，徐永健.内科学［M］.北京：人民卫生出版社，2018.

［7］王启才.针灸治疗学［M］.北京：中国中医药出版社，2007.

［8］中国康复医学会颈椎病专业委员会.颈椎病诊治与康复指南［M］.北京：中国康复医学会，2010：8.

［9］田伟.实用骨科学［M］.北京：人民卫生出版社，2016.

［10］黄烽.强直性脊柱炎［M］.北京：人民卫生出版社，2011.

［11］杨卫彬.强直性脊柱炎［M］.北京：科学技术文献出版社，2005.

［12］瞿彬.针灸医案选读［M］.北京：学苑出版社，2009.